野菜は最強のインベストメント《投資》である

医学博士、管理栄養士
一般社団法人 日本栄養コンシェルジュ協会 代表理事 岩崎真宏

フローラル出版

第1章

野菜は最強の投資《インベストメント》である …… 7

深まる闇ー深刻化する野菜不足問題 …… 8

Q 野菜に投資ってなに？ 投資だったらもうやってるけど？ …… 12

Q 野菜は大切だ？ そんなのわかってる！ …… 14

Q 野菜の良さは理解していますがそれでも苦手なんです。 …… 18

Q 野菜を食べなくても健康だし。 …… 20

Q 調理などの食べる過程が面倒くさい。 …… 22

Q 野菜って高くない？ …… 24

Q いつも同じ野菜ばかり買ってしまう。 …… 26

Q 野菜食べたら痩せられますか？ …… 28

Q 野菜より服などの趣味にお金を使いたい。 …… 30

Q 買っても残しちゃう。 …… 34

Q 野菜食べるくらいなら肉を食べたい。 …… 36

Q フルーツ摂ってるから野菜摂らなくてもいいでしょ？ …… 38

Q ポテトサラダすごい食べるから、めちゃくちゃ野菜摂ってますよね？ …… 40

Q アメリカみたいに肉をたくさん食べてる方が、生産性とかあがるんじゃない？ 結局必要なのはたんぱく質でしょ？ …… 42

Q 野菜ジュース飲んでるから私は完璧でしょ！ …… 44

Q 私少食なので。 …… 46

Q 青虫じゃねーんだから野菜なんか食わないよ！ …… 48

Q 別に長生きしたくないし。 …… 50

Q 野菜野菜野菜うるせぇよ！ …… 52

コラム　私と野菜　岩崎真宏 …… 54

目次

第2章

さあ、野菜投資を始めよう！ 55

野菜投資とは？〜老人と青年の会話から〜 58
野菜投資の三原則①
長期の極意〜続けることの威力 64
なぜ42日続けるべきなのか？ 68
野菜投資の三原則②
積立の極意〜正しい野菜摂取のススメ 72
積み立てていたのは脂質と糖質だった!? 74
生の酵素を摂取しても意味がない 76
野菜を摂っているはずなのに…… 78
サプリは野菜の代替品にあらず 80
それって野菜なの？ 81
なんちゃってベジタリアンになってはいけない 82
野菜の量的投資 84
野菜の重量の目安一覧 85
野菜の質的投資 88
安い野菜を選ぶリスク
ー外国産野菜のポストハーベスト問題 90
現代人の健康をむしばむ化学物質 92
鮮度と栄養価が高い国産野菜を選ぼう 94
オーガニック野菜って本当に価値があるの？ 97
安くて良質な野菜を手に入れる方法
ー鮮度と旬にこだわれ！ 102
野菜の鮮度を、買ってからもキープする方法 106
規格外野菜に注目 110
野菜投資の三原則③
分散の極意〜バランス良く栄養素を摂って
リターンを最大化 112

なぜ五大栄養素をバランス良く摂る必要があるのか 114
必須アミノ酸を食事で摂取せよ! 116
適度な糖質と脂質の摂取で細胞が働く 117
植物の持つ栄養素が人生100年時代を幸せに生きるカギ 122
水溶性ビタミンと脂溶性ビタミン 124
微量でも欠かせないミネラル 132
野菜投資は量・質・彩! 136
体が資本の職業の人ほど不健康だという現実 138
粉野菜のススメ 140
どうしても野菜投資が続かない人へ 142
リアルベジット(著者:岩崎真宏)とリアルA青年(編集者:佐藤優樹)との対談① 144

第3章 もう食べずにはいられない！ 野菜だけがもつスーパー栄養素

第3章 もう食べずにはいられない！ 野菜だけがもつスーパー栄養素 …… 145
これだけは覚えて！ 最強の成分「フィトケミカル」 …… 148
「血圧」関係に不安がある人には…リコピン …… 152
「風邪を引きたくない！」という人には…βカロテン …… 154
「骨密度」に不安がある人には… βクリプトキサンチン …… 156
「コレステロール値」に不安がある人には…カプサンチン …… 158
「最近、暗いところがよく見えなくて」という人には…ルテイン …… 160
「疲れ目」に悩む人には… アスタキサンチン …… 162
「記憶力がなくなってきた」という人には… ロスマリン酸 …… 164
「老化を防ぎたい！」という人には…カテキン …… 166
「内臓脂肪」に不安がある人には… アントシアニン …… 168
「血流改善」に興味ある人には…ケルセチン …… 170
「二日酔いが辛い」という人には… クルクミン …… 172
「とにかく健康が欲しい！」という人には… スルフォラファン …… 174
「スタミナをつけたい」という人には… アリシン …… 176
コラム 私と野菜 佐藤優樹 …… 178

第4章

野菜投資にレバレッジをかける

野菜投資にレバレッジをかける 179
スーパー野菜人になる方法 182
【レバレッジ1】全ての生命活動の源ー水をたくさん飲む 184
【レバレッジ2】寝ている間に心身は生まれ変わるー睡眠の質を上げる 188
【レバレッジ3】長生きしたければ歩きなさいー運動を習慣化する 200
身体運動のメッツ（METs）表 207
健康リテラシーを上げることが最大のレバレッジ 212
知識のある、なしで富にも健康にも雲泥の差が生まれる！ 214
最初に楽な方法を覚えると、人は行動しなくなる 216
正しい知識を手に入れるには 218
リアルベジット（著者：岩崎真宏）とリアルA青年（編集者：佐藤優樹）との対談② 220

最終章

俺の話を聞いてくれ！

俺の話を聞いてくれ！ 221
栄養・健康のことなら栄養コンシェルジュにおまかせあれ！ 230

カバーデザイン・イラスト　株式会社ガハハ
本文デザイン　増田 捺治
編集・執筆協力　佐藤 優樹 (AIP 合同会社)
杉村 鮎子
阪井 真有

第1章

野菜は最強の投資《インベストメント》である

深まる闇——深刻化する野菜不足問題

昨今の日本はさまざまな問題に悩まされています。いじめ・自殺・少子高齢化、そして、コロナに経済停滞。これらの社会問題はメディアで頻繁に見かけることと思いますが、その裏で着実に未来をむしばむ深刻な問題があります。それが「野菜不足問題」です。

しかし、野菜不足と言われても、そこに深刻さを見出す人は少ないと思います。

まさに、ここです。野菜を食べることは大事。これは誰もが知っていると思います。しかし、知っているつもりで、その価値の大きさに気づけていないのが現状であり、これこそ、本書を執筆した理由と言っても過言ではありません。

不調を感じていても、その理由がわからない。病院に行くほどでもなく、行ったとしても特に病気としての異常はない、そんなわからない状態のまま、変えることのない生活を続けている。

これらは、野菜を食べ続けることで、確実に解決します。逆に野菜を食べないからこそ、このような「なんとなくの不調」が訪れ、さらなる損失に繋がっていきます。

ちなみに、野菜不足による損失は、ザッと挙げるだけで……。

精神不安定、体臭が出やすくなる、肌荒れ、下痢、太りやすい、体力低下、疲れやすい、免疫低下、血管リスクの増加、生活習慣病、ガンになりやすくなる。

他にも多くの損失がありますが、これらの症状が続くことで、慢性的な体調不良、集中力低下からの効率悪化、寝不足、不安症と、心にまで大きな影響を及ぼします。

「そんな大げさな……」

「いや、事実です！」

体調が悪化して病院に行くと、病名を付けられてしまうので「○○という病気になった」と認識してしまいますが、その病気の経緯を辿れば、ほとんどのケースで、食事と運動不足が関係しています。実際に病院で、食事と運動について医者から問いただされた人も多いことでしょう。

そして、こと食事に関して言えば、間違いなく足りないのは野菜です！

野菜不足問題には、大きく分けて3つの不足要素があります。

①量不足　忙しさやダイエットによる1日1～2食の欠食。肉のみ野菜なしな食事により、1日350gという推奨量まで達していない。

②質不足　野菜購入時、価格重視で外国産を選んでしまう。昼のコンビニ・夜の外食など、質が低い＋保存料など、さまざまな化学物質を含んだ野菜を摂取している。

③彩不足　野菜料理のバリエーションが少なく、いつも同じ色味の野菜を食べてしまい、バランスよく栄養補給できていない。

多くの人が「量不足」に着目してしまいがちです。たしかに量も足りていないのですが、野菜を楽しむには、他の2つの不足「質」と「彩」が大切です。

なにしろ、ただ量を食べれば良いと、好きでもない野菜をガツガツ食べても、楽しくないし、続きません。

だから、これから始める野菜を食べる生活習慣を作るときは「質」「彩」の要素を頭に入れておくことを忘れないでいただきたいのです。

「でも、野菜を食べるには色々と問題が……」
「わかります！」

そう「野菜を食べろ！」と言って、野菜を食べてくれる人ばかりなら、こんな深刻な野菜不足になっていません。

野菜を食べない人には、食べない理由が存在しているのです。

その理由の多くは心、すなわちメンタルから生じています。そこで、本章では、メンタルから、野菜を食べない理由を解消していこうと思います。

野菜を食べる習慣を手に入れるためにもっとも必要なことは「喜んで、美味しく、進んで野菜を食べること」そのためにも、まずは、皆さんの中に巣食う「野菜なんて」という思いから変えていきましょう。

野菜に投資ってなに？
投資だったらもうやってるけど？

野菜にもポートフォリオ（分散投資）しましょう！

「は？　何言ってるの？」

「ですよね～」

というわけで、まずは、投資の神様ウォーレン・バフェット氏の言葉を紹介します。

「あなたが車を一台持っていて、一生その車にしか乗れないとしよう。当然あなたはその車を大切に扱うだろう。マメにオイルを交換したり、慎重な運転を心がけたりするはずだ。そこで考えて欲しいのは、あなたは、一生、替えが効かない心と体しか持つ事ができないという事だ」

投資というのは、成功すれば大小さまざまな富を得られると思います。しかし、富が得られたとしても、健康でなければ、富は何の意味ももたらしません。

まさにバフェットの言葉にあるように、あなたの資産の土台となっている体は、一生替えることができないもの。一生乗り続けなければいけないものなのです。と、なると、野菜が投資になるということもよくわかりますよね。いわば、野菜投資は、体への投資。すなわち「資本への投資」です。

投資をしている人は、ポートフォリオを大切にしていると思いますが、その投資先に、ぜひとも「野菜」を追加してください。

野菜に投資し、体という資本を向上させる。さらに、普段なんとなく出費してしまっている浪費を抑え、野菜へ増資する。これを続けることで、さらなるパフォーマンスの向上、精神の成熟を手に入れることができます。こうして、スッキリ元気な心と体で投資を考えれば、より広い視野で、正しく素早い決断ができるようになり、お金の使い方はどんどんうまくなっていきます。

使い古された言葉ではありますが「体が資本」というのは、世の中にある数少ない真理の1つではないでしょうか？　ですから……

さぁ、野菜を食べましょう！

野菜は大切だ？ そんなのわかってる！

その謎、解明します

そうなんです。多くの人は野菜の重要性を知っているのです。

でも、食べない。重要なのに食べない。

まさに、野菜にまつわるミステリーです。でも、このミステリーを解き明かしてこそ、野菜を食べる気になるというもの。

そこで、なぜ、あなたは野菜を食べないのか。について、お話していきたいと思います。

まず、思い返してみてください。はたして、野菜を食べる機会が少ない人にとって、野菜は遠い存在なのでしょうか？　コンビニに行きますか？　レストランには行きますか？

仕事帰りにちょっと一杯、居酒屋に行きますか？

ここで、NOと答える人はいないでしょう。

では、これらのお店の中に野菜は？　当然、あります。

そう、どんな人だって、その生活圏の中に、大量の野菜が存在しているのです。

これこそ、まさにこのミステリーを解き明かすポイントです。野菜を食べない人は、本来目に入るべき野菜の姿が見えていないのです。

でも、ここで世界の見方を変えてみましょう。少し目をこらして、あなたの世界を「野菜」というキーワードを使って、見直してみましょう。

するとどうでしょう！　あなたの周りにはじつにたくさんの野菜があるではありませんか！　もはや、野菜に囲まれた生活と言っていいほどに、野菜があるではありませんか！

このことがわかれば、答えは簡単ですね。あとは、声に出すだけです。

「何を言えばいいの？」

「チョレギサラダ1つ！」

ほら、これだけで野菜不足が少し解消されました。

では、次に、どうしてこんな状態、すなわち野菜が見えない世界に皆様は住んでしまうことになってしまったのでしょう？

少し記憶をさかのぼってみてください。

10年、20年……。どんどん記憶をさかのぼっていきます。そして、今、あなたは、あの懐かしい学校の教室の中にいます。

あの頃、仲良く遊んだあいつ。あの頃、ドキドキしながらこっそり見ていたあの子。

懐かしい思い出です。でも、どうでしょう？ クラス全員の顔を思い浮かべることはできましたか？ 高校時代ならまだしも、中学校、小学校とさかのぼると、思い浮かばないクラスメイトも出てくるでしょう。このクラスメイトこそ、あなたにとっての野菜です。

きっと、思い出せないクラスメイトは、当時から、あなたはあまり注目していなかったと思います。そう、人間の脳というのは、興味がなければ注目せず、注目しなければ記憶しない。というようにできているものです。

それを作り出しているのは、あなたの心。すなわち、メンタルです。

目で見て、耳で聞き、鼻で嗅ぎ、そして、脳でそれらの情報を処理する。しかし、脳は不要だと思った情報は、即座に削除してしまいます。

野菜を食べない人は、日々目に映る野菜たちを気に留めなかった。だから記憶にも留めず、情報として「野菜は重要だ」と知りつつも「野菜を食べる」というメンタルを作っていないため、野菜は不要と判断し、削除。こうして、野菜との出会いを得られないままになっているのです。

学生時代に思い出せない人だって、あのとき話しかけていれば、仲良くなれたかもしれません。そして、その人との忘れることのできない思い出を作れたかもしれません。

野菜だって同じです。

一度、心に留めましょう。「そこに野菜あれ！」と。

本書にあふれる野菜の情報は確実にあなたの脳に刻まれます。そうすれば、目に映る野菜を注目するようにあなたを導いてくれるはずです。

そして、そのとき、こう動けばいいのです。

「どういう動き？」

「そうだズッキーニ買って帰ろう！」

こうして、実際に野菜を食べれば、心に「野菜を食べる」が刻まれます。そこまでくればこの不可解なミステリーの謎は解け、あとは、心身ともに円満解決の大団円が待っています。

さぁ、野菜を食べましょう！

Q

野菜の良さは理解していますがそれでも苦手なんです。

A

あなたのような方にこそ、この本を読んでもらいたいのです。

野菜が苦手……。そう思っている人も多いことでしょう。でも、苦手と思いつつも、野菜を食べることに敬意を払っているからこそ、この本を手に取り、今、この文章を読んでいるのではないでしょうか?

そう、今、あなたは戦っているのです!

野菜が苦手だと思う自分、しかし、食べたほうが良いと分かっている自分。ならば加勢しましょう。もちろん、食べたほうが良い方向へ。

まず、初めに申し上げたいことがあります。現在、野菜を好きになっている人も初めから野菜が好きだったわけではありません。なにかをきっかけに野菜の美味しさに目覚め、そして野菜道へと走り出した人たちばかりです。そのきっかけはなにか? それはまさに十人十色、千差万別、人の数だけ好きになった理由があります。

必要なのは「きっかけ」です。ほんの些細なきっかけさえあれば、少なくともこの本を手にとっている人ならば、一気に野菜を好きになってくれるはずです。

「つまり、私でも野菜を好きになれると？」

「絶対になれます！」

一匹の蝶の羽ばたきが、遠くの地での台風へと変わる。いわゆるバタフライエフェクトのように、ほんの些細なきっかけが大きな事象になるというのはよくある話です。

皆様にも自分の人生を振り返ったとき「あのときのあれが……」と、些細なきっかけが人生の大きな変化に繋がったという経験があると思います。

本書が皆様に与えたいのは、まさにこの「きっかけ」です。本書では、メンタルや栄養、野菜の正しい選び方など、さまざまな観点から野菜の魅力を解説しています。この中で、なにか１つでも引っかかるものがあれば、あとは衝動で野菜を食べてみてください。そうすれば、きっと今までにない野菜の味を感じられると思います。

さぁ、野菜を食べましょう！

Q 野菜を食べなくても健康だし。

A じつは、この声から本書のタイトルは決まりました。

健康、すばらしい！　それなら、なにも問題ありません！

と、言いたいところですが、それならなぜこの本を手にとって、今、ここを読んでいるのでしょう。

色々と考えられることはあります。「今は健康でも将来は……」「野菜食えって情報よく見るし」「最近、野菜はご無沙汰だしな。昨日もラーメンだし」

それぞれの理由はわかりませんが、やっぱり何かしらの引っ掛かりを感じているからこそだと思います。もしかしたら、人間は自分が思っている以上に「健康オタク」なのかもしれません。それでは、さらなる健康を手にする最善手とはなんでしょう？

もうわかりますよね？　そう、正解です。野菜を食べることです。

「結局それかい！」

「それしかないんです！」

さぁ、野菜を食べましょう!

日頃から健康のためにやっていることを改良したところで、大きな変化に期待するのはなかなか難しいです。それよりも、もし野菜を食べていないのなら、それは、今までやっていないことですから、当然、大きなリターンも得やすくなります。

そして野菜が導いてくれる健康は、単に体の健康だけには留まりません。野菜の栄養素は体の機能、腸や各臓器の働きを高めるだけでなく、心の健康にこそ大きく影響してきます。

では、実際に体感としてなにを得られるのかというと。イライラやストレスが少なくなる↓小さな幸せを感じやすくなる↓毎日が充実してくる↓明日が明るい日に感じられる↓行動力とその質があがる↓仕事の結果が驚くほどよくなる↓家族や周りの人を幸せにできる。このような最高のリターンを手にすることができます。12ページで野菜投資について解説しましたが、どうですか? こんな人のところにお金って集まるような気がしませんか? 野菜投資は、お金を呼び込みやすい性格すら作ることができるのです。

つまり、野菜は健康のため、将来のため、お金のため。すべてにおいて良い結果を運んでくれるのです。

Q 調理などの食べる過程が面倒くさい。

A そもそも人生って面倒くさいですよね。

たしかに面倒に感じると思います。調理に時間が必要だし、なにを食べていいかわからないし……。

でも、面倒だと言われれば、人生は基本面倒くさいことばかりです。仕事だって、勉強だって、なんなら起きることだって、面倒くさいのではないでしょうか?

ただ、考えてみてください。あなたは、その面倒くさいを超えて、仕事をしていたり、勉強をしていたり、毎朝立派に起きています。

では、なぜ、面倒くさいを超えてこれらの行動に至ることができるのでしょう。それは「慣れ」です。やったことがないことは、何だって面倒くさく感じるものです。

でも、一歩踏み出して、行動に至ってしまえば、頭は行動を記憶します。一度、行動した記憶は、次回は少し面倒に感じない程度の行動力で実行できます。

そして、なにより、野菜を食べるということは、誰にも迷惑をかけずに自分一人でも余裕で出来る行動です。しかも、最初の最初ならば、カップラーメンにもやしをドカッと入れて食べるなど、かんたんなところから始めても全然構いません。

「え？　そんなことでいいの？」

「いいんです！」

最初から気合いを入れたって、疲れるだけです。最初は出来る範囲で、そして徐々に本格的に。これは、なにを習得するときにだって通用する上達の真理です。

すなわち、野菜を食べることは、人生のほとんどを占める面倒くさいの中でも、克服することが楽な部類に入るのです。

さらにもう1つ。面倒くさいと認識していることを行動力で跳ね返したとき、心の中に自信の種を植え付けることができます。そして、野菜を食べ続け、自信の芽が出れば、他の面倒くさいにも挑戦しようという気概が生まれます。さらにその先に楽しさを見つけることができます。

野菜を食べれば健康になれる。とは、これまで紹介して来ましたが、それ以外にも、野菜は、人生を前向きに生きるチャンスを与えてくれるのです。

さぁ、野菜を食べましょう！

Q 野菜って高くない？

A 高い。だから旬という抜け道を探ろう。

ニュースでも「野菜の価格が高騰しています」と耳にしたことがあると思います。そのとおり、野菜はたしかに高くなっています。

でも、あえて言わせてください。自分の未来を考えたら、野菜を摂らないという選択肢はありません。だから、まずは「高いから買わない」という選択肢を人生から外してください。

「でも高いじゃん！」

「だったら旬の野菜を買いましょう！」

野菜は生き物です。生き物にはすべからく旬が存在しています。人に対して「あなたの旬はいつですか？」と聞くのは失礼かもしれませんが、野菜の旬なら堂々と調べても大丈夫です。では、旬の野菜にどんなメリットがあるのかというと……。

まず、安い！　農林水産省によるとある年の10月1週目のトマトの値段は、1キロ831円ですが、これが8月すなわちトマトの旬の時期になると、1キロ527円にまで下がっています。

これが旬の持つ力です。さらに、もう1つ旬の野菜が持つパワーがあります。

それが美味しさです。

とくに如実に栄養差が出やすいホウレンソウだと、冬と夏ではビタミンCの含有量は3倍も違うのです。言うまでもないことですが、栄養満点の時期に食べる野菜の美味しさは圧倒的です。

安くて美味い。

それが野菜の旬です。野菜が高いと思うのなら、なおさら旬を気にしてみましょう。

もう一度、言いますが、野菜を摂らないという選択肢は人生に存在しません。

でも、値段を気にするなら、旬の野菜を買うことになる。旬の野菜を買えば、美味しくいただける。このような良いサイクルで野菜を食べることができれば、どんどん野菜を好きになり、もう「野菜は高いから買わない」なんて微塵も思わなくなることでしょう。

さぁ、野菜を食べましょう!

Q いつも同じ野菜ばかり買ってしまう。

A これでどうでしょう？

	葉菜類	果菜類	根菜類
緑	キャベツ レタス ホウレンソウ	インゲン オクラ ピーマン	ワサビ
赤	赤タマネギ スイスチャード ミョウガ	トマト 赤ピーマン トウガラシ	ラディッシュ ビーツ
その他（橙、青、白）	紫キャベツ ネギ ハクサイ タマネギ	ナス パプリカ	ニンジン ニンニク ダイコン カブ

まず、言わせてください。

「野菜をお買い上げいただきありがとうございます。野菜に代わって厚く御礼申し上げます」

でも、たしかに同じ野菜を買ってしまうことってありますよね。

買い物というのは、日常生活の一部なので「今日は、気分がいいから、ロマネスコでも買ってみるか」とはいかないですよね。だから、4、5種ほどの野菜で料理を回していてもそれが普通ですし、なにも問題ありません。

だけど、せっかく野菜の本を手にしたのだから、野菜の冒険を手助けしたく、こんな表を作ってみました。

野菜はざっくり大別すると「食べる部位」と「色」で分けられます。食べる部位は、主に葉や茎を食す葉菜類、果実を食す果菜類、根の部分を食す根菜類に分けられます。色は、詳しくは2章で紹介するので、ここでは、緑と赤とそれ以外で分類しました。

「これ、どうやって使うの？」

「いつもの野菜と違う四角の中の野菜を買いましょう！」

普段買わない表の野菜を買うだけで、毎日の買い物が非日常に変わり、買い物がグンと楽しくなります。それどころか、いろんな料理を必然的に覚えていくようになるので、ますます日常が華やかに彩られていきます。

野菜の世界を冒険し、単色な野菜習慣をぜひ虹色に染めあげていきましょう！

さぁ、野菜を食べましょう！

Q 野菜食べたら痩せられますか？

A もちろんです！

その理由は大きく3つあります。

1、食事の中で野菜の割合が増えると食事全体のカロリーを抑えられる
2、体脂肪を蓄えるホルモンが減って太りにくくなる
3、腸内環境を整え、不要なものを体に溜めこまなくなる

と、理屈ではこうなりますが、野菜で痩せることは、さらに大きな意味を持ちます。

無理な食事制限や運動などで「体を絞る」これが、一般的に想像しやすい痩せ方ですが、問題は食事制限。絶食や過度な少食への移行は、体に害しか与えません。つまりこれは「痩せる」ではなく体に負荷をかけ「痩せ衰えさせて」いるのです。対して、野菜で痩せることは「体から不要物を抜いて、本来の姿を取り戻す」という痩せ方です。体に負荷がかかるどころか、体の調子を上げながら、健康的に体重を落とさせます。こんな痩せ方ができれば「痩せたらこんな服が着たい」「痩せたらこんな自分になりたい」という希望がどんど

ん叶います。まさに願ったり叶ったりのループです。

ちなみに「野菜を最初に食べると太りにくい」と聞いたことがあるかもしれませんが、本当です！　最初に炭水化物を食べると血糖値が急上昇します。すると体内に過剰なインスリンが分泌されます。インスリンは、各臓器に糖を送りつつ「高血糖にならないように脂肪細胞にもどんどん入れてね！」と指令を出すため、炭水化物スタートの食事は、脂肪を増やすことにも繋がります。一方、野菜から食べ、徐々に血糖値を上げれば、インスリンの分泌量も抑え、太りづらくなる。すなわち、野菜スタートの食事は、最良の一手となるわけです。

「それはちょっと、野菜のメリットばっかり言い過ぎてない？」

「言いすぎじゃないんです。マジでメリットばっかりなんです！」

というわけで、痩せたいならば野菜です。

さぁ、野菜を食べましょう！

Q 野菜より服などの趣味にお金を使いたい。

A 野菜が一番のオシャレである。

オシャレに気を使いたい気持ちは大いにわかります。きれいに着飾れば、その分、人からよく見られるとは思います。

人間見た目が9割なんて言葉もありますから、オシャレはやっぱり生きるために大切な要素であることは間違いないでしょう。

でも……服やアクセサリー以上に自分をオシャレに魅せる方法があることをご存知ですか？

それは、ありのままの自分、そうつまり「裸」です。

そもそも、どんなファッションでも結局は、自分の顔やボディラインをベースに似合う物を見繕って成立させていきますよね？　ということはファッションで、もっとも気を使わなければいけない場所は、なにはなくとも、裸の自分ということです。「ダビデ像」や絵画「ヴィーナスの誕生」を見てください。美しいですよね？

すなわち「裸はいちばんのオシャレ」

「でも、どうすれば裸の自分をオシャレにできるの？」
「その答えは、野菜がすべて持っています」

余計な脂肪を取り除き引き締まったボディ。老廃物が少なく、血やリンパなどの循環機能が滞ることなく流れる美しく機能的な内部構造。その恩恵として与えられるきめ細やかで透明感のある肌質。これらが作れたときには、顔つきだって、今とはまったく違うものになっています。

どうですか？　こんな体が作れたのならば、どんな服装でも美しく着こなせるような気がしませんか？　これらはすべて野菜を食べることで現実になるのです。

つまり、ブランドの服や高価なアクセサリーよりも「野菜がいちばんのオシャレである」そう言っても決して過言ではありません。

「本当に？」そんな疑いの気持ちを抱いた人もいるかもしれません。でも、こんな研究結果も出ているのです。というわけで、続きは次ページで。

あなたはテロメアという言葉を聞いたことがあるでしょうか。テロメアは人の老化を示すものとしてよく用いられるもので、人間のＤＮＡの末端に存在し、細胞分裂のときにエラーが起こったり、ＤＮＡの損傷を防ぐ働きをもったキャップのようなものです。テロメアの長さは、細胞分裂をほとんどしていない出生時が最大で、そこからストレス、炎症、細胞分裂によって徐々に減少していきます。

テロメアの長さは加齢や寿命に関連しているとされ、テロメアが短いほど、糖尿病、高血圧、アルツハイマーなどの発生率があがったり、死亡率が上昇するというデータもあります。つまり実年齢が同じでも、テロメアが長い人の方が、体はより健康的で若い、と言えるのです。

では、どうしたらテロメアが短くなるのを防げるのか。その答えはお察しの通り「野菜を食べること」にほかなりません。

基本的にテロメアは加齢1歳ごとに、14.9塩基対ほど短くなります。

簡単に説明すると、ＤＮＡは4種類のアミノ酸がズラッと並んでいますが、この1つ1つのアミノ酸を塩基と呼びます。つまり、1歳年を追うごとに、14.9個のアミノ酸が失われているということです。

これが野菜を食べるとどうなるのか。

「ちょっと話が小難しいんですけど……」

「この後の結論だけわかれば大丈夫です」

アメリカのブリガムヤング大学の研究によると、果物と野菜の摂取量が1日あたり100g増えるごとにテロメアが27.9塩基対も長くなることがわかりました。これは体の老化を1.9年遅らせることに相当します。また、研究対象者の中で、もっとも野菜を摂取している人ともっとも野菜を摂取していない人を比較したとき、細胞の老化度合いは4.4年も違っていた。という研究結果が報告されているのです。

どうですか？　野菜を食べることで体内環境が良くなり、肌質などが改善されるというのは、なんとなく感覚的に理解できると思いますが、このように、野菜を食べることで、細胞単位でも若返っていることが科学的に証明されているのです。

野菜を食べるだけで4歳の若返りが保証されている。なんだか、野菜って最強な気がしてきませんか？　どんな化粧よりファッションよりも、野菜がオシャレへの近道だと思いませんか？

さぁ、野菜を食べましょう！

買っても残しちゃう。

大丈夫。簡単に解決できます。

そうなんです。特にひとり暮らしなど少人数で暮らしている人のもっとも多い野菜の悩みがまさにこれです。

そばを食べたいから、大根おろしも添えたいな。と、大根を一本買ってしまう。まあ、半分以上は残りますよね。そうなると次の食事も強制的に大根を食べなければいけないと思って、少し嫌な気持ちになってしまう。

この気持ちも野菜を遠ざける原因となっていると言ってもいいでしょう。

ただ、これらは知識を得ることで一応の解決はできます。

例えば、大根ならぶり大根、大根サラダ、ふろふき大根、みぞれ煮、おでん、大根餅……。大根を使った美味しい料理は山ほどありますから、その中で、軽くよだれが出た物を作れば良いだけです。他にも、保存方法を知り、数日後に大根を食べるという方法だってあります。

つまり、野菜を残してしまうというのは、野菜の知識を得れば解決します。

「それじゃ知識を得るまでは残しちゃうじゃん！」

「じゃあ、これでどうでしょう！」

残った野菜は、とにかく細かくみじん切りに刻みましょう。そして、軽く炒めれば、味噌汁、チャーハン、カレーに丼もの。もう、何にだって混ぜることができます。

なんだって、初めの頃は失敗ばかりです。でも、こうして、余った野菜も有効に活用することで、野菜に対する調理の感覚。すなわち「野菜感」がどんどん増していきます。大事なのは行動すること。そして成長すること。最初は「残っても刻めばいいや」と果敢に野菜購入にチャレンジし、野菜について能動的に学ぶ。これを繰り返せば、いずれは「今日は煮たから、明日は焼こう」と、同じ野菜でも違う挑戦を思いつくことができるでしょう。

また、それも野菜の楽しさの1つです。

さぁ、野菜を食べましょう！

Q

野菜食べるくらいなら肉を食べたい。

A

よろしい。ならばより肉を美味しく食べなさい。

お肉は美味しい。それは、間違いありません。なにしろお肉は良質なたんぱく質と脂（脂質）でできているので、美味しくないわけがないのです。

だから、じゃんじゃんお肉を食べましょう！

でも「野菜を食べるくらいなら」と思っているのなら、そこは考えを改めてください。

お肉も美味しく食べるし、野菜も美味しく食べる。

これが正解です。

ほら、もうこれだけで美味しさの幅が広がりましたよね？

でも、野菜より肉、肉、肉！　な人はこう思うことでしょう。

「うるさい！　ステーキ食わせろ！」

「ええ。ならば、より美味しくステーキを食べてください！」

お肉が好きな人は、本当にお肉ばかり食べてしまいますが、じつは、お肉も野菜と一緒に食べたほうが美味しくなるのです。

例えば、ステーキ屋さんに行けば、必ず付け合せの野菜がありますよね? あれは、彩りのためだけにあるのではなく、肉で油っこくなった口を一度、野菜でさっぱり。そして、いちばん美味しかった一口目の味をもう一度楽しむためにあるのです。

もちろん、栄養学的にも理にかなっていて、ニンジンやホウレンソウなどに多く含まれるビタミンAやβカロテンは脂との相性が良く、吸収率が高まります。

このような情報を頭に入れて、お肉を食べるときは付け合せに注目しながら食べてみてください。だんだんと付け合わせの虜になってもおかしくありません。

個人的には肉1野菜1くらいの割合を美味しく感じられたら、もう立派な野菜人です。

さぁ、野菜を食べましょう!

Q フルーツ摂ってるから野菜摂らなくていいでしょ？

A フルーツと野菜は別物です。

フルーツだって健康に良いものです。しかも甘くて美味しく、生で食べるから栄養まるかじり。ゆえに「フルーツを摂れば野菜を摂らなくても」と思ってしまう。その気持ちには大いに納得します。

でも、残念ながら野菜と果物は「別物」です。

たしかに野菜とフルーツの境目は曖昧です。フルーツは木に成るものを指すため、スイカやメロン、イチゴなど木に成らないフルーツは、分類的には野菜です。ただ、味が思い切りフルーツなので「果実的野菜」と呼ばれています。

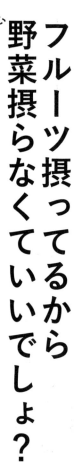

それでも「別物」と強く言える理由があります。

それはカロリーです。野菜は食物繊維が主体で極めてカロリーが低く、カロリーを無視していいレベルです。一方、果物には果糖が豊富で糖質のカロリーが含まれています。ですから食べ過ぎには注意しなければいけません。

でも、フルーツだって最高の食材です。糖質の他にも豊富な有機酸を含んだものが、たくさんあります。糖は脳を動かす直接的な栄養素。有機酸は疲労回復、血流向上を促します。なので精神的に疲れたときには甘い糖質が味覚から副交感神経を刺激して、リラックスさせてくれるのです。

「じゃあ、たくさん食べていい？」

「いや、だからそれだとカロリーオーバーって言ったでしょ！」

野菜は量を気にせずたくさん食べて、細胞を整え、体の健康のためのもの。フルーツは添える程度に楽しむもの。役割が違うので、交換し合えないものなのです。

試しに3食のうちフルーツ1回、野菜2回以上を意識してみましょう。特に、年を重ねて、元気に自信が持てなくなっているなら、本当にヤバいくらい変化を感じられます。もう、この清々しさに関しては「考えるな、感じろ！」と言いたいくらいです。

さぁ、野菜を食べましょう！

Q ポテトサラダすごい食べるから、めちゃくちゃ野菜摂ってますよね？

A いえ、それはちょっと受け入れ難いです……。

食物繊維やビタミンも豊富。終戦直後の物のない時代、お米の代わりに日本人が食していたのがジャガイモ。まさに、日本人の命運を繋いだともいえる何者にも代え難い存在。それがジャガイモです。

もはや、ジャガイモイズワンダフルと言ってもいいくらいです。

だから、ポテトサラダを食べるあなたも素晴らしい！　と、言いたいところですが、残念なお知らせがあります。

ジャガイモは野菜ではありません。なにしろお米の代わりになっていたくらいですから、炭水化物が豊富で、農産物としては野菜として扱われますが、栄養学的にはお米やパンと同じ主食扱いです。また、ジャガイモイズワンダフルと言っても、それは命を繋ぐ素晴らしさであって、野菜の代わりではないのです。

さらに、ポテトサラダはマヨネーズがたくさん使用されており、油を多く含むので、それがお腹の容量を圧迫してしまう。つまりそこまで重要ではない成分が、本来摂取しなければいけない大切な栄養素が入る隙間を減らしてしまうのです。

「なんだよ。ボロクソじゃん」

「いえ、1つだけ良いことがあります」

あなたはこれまで、ポテトサラダをご飯の代わりとして食べてきてはいないはずです。きっとサラダの代わりとしてポテトサラダを選択してきたでしょう。つまりあなたの心の中には「サラダを食べたい」「サラダを食べなきゃ」という気持ちが間違いなくあるのです。これはとても素晴らしいことです。ならばサラダを変えましょう。

白いサラダから緑のサラダへ。

これで、毎日の幸福度や満足感は間違いなく上昇します。心と脳で喜びを感じると意識も変化します。そう、ジャガイモイズワンダフルから野菜イズワンダフルへ。

さぁ、野菜を食べましょう!

アメリカみたいに肉をたくさん食べてる方が、生産性とかあがるんじゃない？結局必要なのはたんぱく質でしょ？

最高の質問をありがとうございます！

あなたの質問は正しいです。たしかに人間においてたんぱく質はものすごく重要な栄養素であり、人が行動する上でもっとも必要となるのがたんぱく質といってもいいでしょう。しかし、それでも一つだけ間違っていることがあります。それは「アメリカ人は肉ばかり食べている」という考え方です。

1つおもしろいデータをご紹介します。アメリカと日本の国民一人当たりの年間野菜消費量を比較したデータです。1980年では、アメリカ104 kgに対して、日本は約120 kgでした。しかしこれが30年経った、2010年には数値が完全に逆転しています。日本の101

kgに対しアメリカは113kgと伸びています。そして令和の時代に入った今の日本では、なんと100kgを切ってしまうほど減ってきているのです。

つまり「アメリカ人は肉ばかり食べている」は、すでに時代錯誤の認識なのです。

「え、ほんとですか⁉」

「それだけ日本人の野菜不足問題は深刻なんです！」

現実はむしろアメリカ人の方が健康的な食生活を送っています。このままでは「アメリカ人のように野菜を食べましょう」と言われてしまう日も近いです。数々の問題を抱えながらも未だ世界一という認識を持たれている国アメリカ。対して、戦後、世界が驚くような復興をし、アメリカに肉薄するほどの経済力を持っていたにも関わらず、長い不景気で、世界的な経済力を失いつつある日本。

もしかしたら、この経済的な開きを埋めるファクターとしてもっとも重要な要素こそ「野菜」なのかもしれません。信じるか信じないかはあなた次第！　ですが、野菜を食べれば行動力が向上するのは間違いのない事実。野菜を食べて、あなたが日本の危機を救ってください。

さぁ、野菜を食べましょう！

野菜ジュース飲んでるから私は完璧でしょ！

いや、まだ完璧ではありません。

結論からお伝えします。野菜ジュースはあくまでも選択肢の1つです。
まずはしっかり野菜ジュースの特徴を理解しましょう。

【メリット】
①原料野菜の全成分を含みはしないものの野菜を補うことができる
②食べるより飲む方が楽なので、比較的摂取しやすい

【注意点】
①糖質が高い場合が多い
②安いものは素材となる野菜の質が不明瞭
（農法や農家の顔が見えない。外国産の可能性大）
③保存料や香料など添加物が含まれるものがある
④食物繊維が除去されているものが多い
⑤美味しくしないと売れにくい

さぁ、野菜を食べましょう！

「そんなこと気にしたことなかったです」

「商品の裏側の原材料とかあまり見ないですよね」

しかし、そんな注意点を気にしなくていい「最強の野菜ジュース」が存在します。それがスムージー。特に「自家製スムージー」です。これなら、栄養素は自分で選べますし、市販品のように加熱処理をしていないので、失われる栄養素もない。さらに糖質も気分に合わせて変えられるし、野菜の質も自由自在。あえて苦言を呈すのであれば、野菜をしっかり洗って使わなきゃいけないことと、野菜1：果物9くらいの糖質過多はNGなこと、あとは、菌が繁殖しやすいので作ったらすぐに飲む。くらいです。

……はい。わかります。「ジューサーなんかない、めんどくさい」ですよね。

でも、野菜を食べる生活に入れれば、これほど便利な道具はありません。ジュースにできれば、いろいろな野菜に挑戦しやすく、余った野菜もジューサーへ。

もちろん、ジューサーを洗う手間は増えますが、そこは、スムージーを一口飲めば解決です。なにしろ美味しいですから！　この美味しさで洗う手間も許せるはずです。

Q 私少食なので。

A あなたの笑顔が見たいから。

少食で野菜を食べることができない。それは、野菜だけでなく他の栄養素も不足している可能性、あるいは栄養不足によって少食になっている場合があります。だから、この問いにだけは、真剣に栄養学的にお話しします。

まず知っていただきたいのは、人間は体を維持または成長させていくのに、摂取しなければいけない栄養素がたくさんあります。皆さんもご存知の通り炭水化物、たんぱく質など一般的に五大栄養素と呼ばれるものたちです。これらの栄養素は常に外から得なければいけません。食事とは、いわばそのための行動です。

少食な上に、痩せていて疲れやすい、立ちくらみ、貧血、むくみやすい、肌が乾燥する、朝起きられない、朝食が食べられない、髪がパサパサする、かかとが乾燥して固いなど、これらに当てはまる人は、栄養不足が少食を起こしている可能性があります。

自分の食事を思い出してください。もし「私……お菓子でできている！」とか「コンビ二食ばかりかも……」という人はカロリーは摂れていても、元気に生きるための栄養素は足りていません。

栄養不足により体内で栄養の循環、排泄などの流れが滞っているから食事を入れようと思っても入っていかず、これが少食の原因になります。野菜の栄養素には細胞を癒し、滞りをほぐし、代謝を促す成分が豊富に含まれています。そのため、少食な人でも野菜を摂り始めることで食事が美味しく感じ、食欲が高まり、少食も改善されていきます。

少食の原因は野菜不足。という可能性もあるので、一度、野菜を食べることに挑戦してみましょう。そして、少食だったあなたが、一転して笑顔で美味しそうに食べる姿は、自分の体調を改善するだけでなく、周りの人にとっても光となることでしょう。

「なるほど……私、頑張ってみます！」

「野菜と共にあらんことを！」

さぁ、野菜を食べましょう！

青虫じゃねーんだから野菜なんか食わないよ！

なかなか面白い質問が来ましたね！

さては幼少期からの生粋の野菜嫌いですね？

野菜を食べたくない。そんなあなたに野菜を食べろと強制する気はありません。

そんなに食べたくないのであれば、食べなくてもいいんじゃないでしょうか？

「え！　食べなくてもいいですか……！」

「ええ。食べなくてもいいです」

食べなくてもいい。そう言われたとき、皆さんはどう感じるでしょう？

嬉しいですか？「よっしゃ。それなら野菜とはおさらばだぜ！」なんて思いますか？

いえいえ、そんな人だったら、そもそもこの本を開いていないはずです。

大の野菜嫌いといっても、心の奥底では、少しだけ、ほんの少しだけでも野菜に対する思いが隠されているものです。

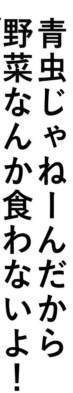

あなたの心の奥の方にある扉をノックし続ける野菜。

もし、食べなくてもいい。と言われて、喜びの後ろに一抹の寂しさを感じたのならば、もう無視は辞めましょう。心の扉を開いて、野菜を解放してあげましょう。

そもそも、野菜嫌いの人の多くは、子ども時代に「野菜を食べなさい」と、好きでもない野菜を食べさせられて、心の中に野菜を封印してしまっていると思います。

それは、ある意味仕方がありません。なにしろ子どもの舌は、大人の3倍もの味蕾《みらい》を持っています。つまり、味覚感度が大人の3倍です。この味覚を持った状態で、苦い野菜や味気のない野菜を食べるのは、拷問に近いものがあります。

でも、それでも野菜を食べろと言われたのは、両親や周囲の方の「愛」が強く込められていたからではないでしょうか？

つまり、今、このタイミングこそ、生粋の野菜嫌いのあなたが変わる最後のチャンスです。「野菜を食べなさい！」と言われなくなってしまうその前に。意地を張らずに少しだけでいいので挑戦してみませんか？

その一歩であなたは青虫から美しい蝶に成長できるのです。

さぁ、野菜を食べましょう！

別に長生きしたくないし。

ちょっと落ち着いて聞いてください。

結論から言います。長生きすることではなく、健康で生きることを目的にしてほしいのです。あなたが生まれ落ちた時、父母がいました。そしてあなたに対し「健康に生きてほしい」と願ってくれていたでしょう。家族や友人はできるだけあなたとの時間を過ごしたいと思っているでしょう。あなたも大切な人が健康で、そばにいてほしいと願うでしょう。

じつは、健康は自分の幸せだけでなく、むしろ自分を大切に想ってくれる人たちにとっての幸せなのです。大切な人が早くに亡くなってしまうことは計り知れない悲しみです。もっと一緒にいたかった、もう一度旅行に行きたかった、もっと笑顔が見たかったと、涙を流します。

だから「長生きしたくない」という言葉を聞くと、とても悲しい気持ちになります。自分の命、健康は自分のものというより人から授かったものですから、大切にし合うものだと私は思うのです。

さぁ、野菜を食べましょう！

そして健康であれば、年を重ねるごとに若い頃には見つけられなかった喜びや美しさにもたくさん出会えます。大切なのは生きる長さではありません。健康な姿を大切な人に見てもらう長さです。では、健康な状態を見てもらうには、どうしたらよいか。もちろん、答えは一つです。

「また、例のやつですか？」

「そうです。野菜を食べましょう！」

野菜をもりもり食べていると「えらいね」とか笑顔で言ってくれますよね。その野菜を食べる姿、つまり「健康でいようとする姿」がすでに大切な人を幸せにしています。

つまり、どんな生き方を望むにしろ、あなたが大切な人の幸せを望むのであれば、ぜひ野菜を食べてあなた自身が健康であり続けること、を意識してほしいと思います。

Q 野菜野菜うるせぇよ！

A すみません！

あ、文字が小さくて読めないと思ったら、読み飛ばしてくれても構いません。でも……

日本人の多くは本当に野菜を食べなすぎだし、そのせいで体の中が不健康になっている人がたくさんいるし、日々小さなことで悩んだりストレスを溜めがちだったりするんです。

それが悪い方向に作用して、仕事の生産性や集中力が落ちたり、家族や友人に冷たい態度をとってしまったりして不本意に相手を傷つけてしまったりしています。当然、そんな姿を見たら悲しくなりますよね。私だって悲しく思います。

そんな時救ってくれるのは野菜だということをみなさんにわかってほしいんです。これまで散々語ってきた「野菜を摂れば健康」は、まだ、野菜の語り口のほんの入り口です。野菜はそれだけに留まるものではありません。そのポテンシャルたるや凄まじいものがあるのです。体の健康など目に見えるところはもちろんですが、本当の力を発揮するのはむしろ目に見えない部分です。

この章では、主にメンタルから野菜を食べない生活を改めることをテーマに書きましたが、まさにこのメンタルという部分も野菜を食べることの大きなメリットに繋がります。野菜を食べれば、血液がサラサラになり、脳への栄養補給がスムーズになります。そうすれば、淀みのない脳活動が行えるため、物事の捉え方がネガティブからポジティブに変化します。また、血液の作用は、行動力にも直結しますので、能動的になりやすくなり、動けば脳も活発に動き、これもメンタル面で大きなメリットを享受できます。多大なストレスがかかる現代社会。心が病んで病院の扉をノックする人も増えているようですが、そんな重い症状になる前に、まずは野菜を食べるということを試してみてほしい。そうすればきっと、精神状態は回復します。野菜とメンタルに関する学術的な資料もあります。本当に野菜を食べることで、暗く落ち込んだ精神状態を回復できることが研究からもわかってきたのです。

　時に本章で挙げてきたQの部分に賛同するほど、野菜を敬遠していた人ならば、間違いなく野菜の摂取量が少ない人なので、野菜を食べたときの恩恵は人並み以上に大きく作用します。強制的に野菜を食べさせることは私にはできません。でも、長い人生のわずか6週間ほどだけ、私を信じて野菜を食べることに挑戦してもらいたいのです。

　さらに、野菜を食べることは個人的なメリットだけに留まりません。あなたが野菜を食べ始めて、得た数々のメリットは、周りの人も幸せにします。そして、あなたから幸せをもらった人々は、その影響で少しずつ野菜を食べる生活になっていきます。

　そして、その人がまた周囲に幸せを撒ける人になれば、またその周りにも影響し野菜の輪がどんどん広がっていくのです。そうすることで日本人が元々持っているとてつもないポテンシャルをフルに発揮することができ、国内で起こっているさまざまな問題を解決に導き、世界情勢にまで良い影響を与えることができるのではないか？　身心の健康が整う社会になれば戦争すら防ぐことができる。少々大げさに聞こえるかもしれません。でも、私は本気でそう考えています。皆さんが野菜を食べる生活をしていただければ、この思いは私一人のものではなくなると考えています。14ページでも書きましたが、野菜を食べない人でも「野菜は大事」「できれば食べたい」そう思っている人は、本当に多いのです。だから、みんなと手を取り合って、野菜を食べる生活の輪を広げていきたいのです。

　僕の夢は僕一人のものじゃない。きっと仲間がいる。なんだかジョン・レノンの「Imagine」の歌詞のようになってしまいましたが、でも、きっとみんなが野菜を食べてくれれば、私の今感じている気持ちに賛同してくれると思います。

　これが、私がこの本を作った本当の理由です。

　一人が野菜を食べ始める、というのは、小さなことに感じるかもしれませんが、どんな出来事も小さな一歩の積み重ねで成し得ていることなのです。そして、野菜をしっかり食べている人間が世の中に溢れかえることで「世界」という大きなものを動かす力が手に入るのです。

「自分一人かわったところで」と思わず、ぜひ前向きな気持ちで野菜に向き合い、あなたの普段の生活のなにもかもをリニューアルしてみていただきたいと思います。だから改めて言わせてください。野菜は最強のインベストメントである！と。

さぁ、つべこべ言わず　野菜を食べましょう！

私と野菜

岩崎真宏

それは私が研究者として、また、大阪の病院で管理栄養士として働いていたときのことです。

あるとき、患者様の容態の変化に気づきました。食事を変えた結果、健康になるだけでなく、効かない薬が効くようになったのです。

薬というのは、細胞に特定のタンパク質の合成を抑制させたり、細胞が作る害のあるタンパク質を無効化したりと、基本的に細胞レベルで効果を発揮します。

ということは、食事を変える。特に野菜の摂取を率先することで体は細胞レベルで健康になれるということです。

もともと野菜は好きでしたが、ここから私は野菜の虜になりました。

野菜のなにが面白いのか。それは「未知である」ということです。

例えば、ゴボウにはアルツハイマーの予防に効果があるという研究結果が出ていますが、ゴボウのどの成分が効果をもたらしているのか、まではようやくいくつか発見されたのみで、まだまだ未知の成分ばかりです。

この未知の部分こそ野菜の素晴らしさです。

薬のような人工物のメカニズムは、すべて科学的に解明されています。しかし野菜は、既知の栄養素と未知の栄養素が相乗効果をもたらすことで、医学を超える健康を与えてくれるのです。むしろ野菜の成分が医学を発展させています。

病気にならないと治療は受けられません。しかし、野菜は、その病気を予防することができるのです。そこで私は、研究者と病院現場体験を経て、ヘルスケアと農業の連携を目指し、テクノロジーと栄養学で野菜を身近に届ける会社「ベジタブルテック」を起業しました。まさにこの会社は、これまで患者さんの健康を間近に見てきた「私と野菜」の集大成だと信じています。

第2章

さあ、野菜投資を始めよう！

さあ、ここまで読んできて、皆さんは、きっと、今すぐ本を閉じ、野菜を買いに行きたいと思っていることでしょう。

でも、まだ、もう少し待ってください。

今はまだ、野菜を食べるというテンションを高めただけ。考えなしに動くことは、投資ではご法度です。

そこで、次はじっくり情報を集めましょう。お金の投資であれば、この段階でチャートの読み方や、どういうときに買ったらいいのか、または売るべきなのか、他の投資家はどんなことを考えて取引しているのか、など投資を行っていく上で、最低限必要な知識と情報を頭に入れておかなければいけません。

野菜投資もこれと同じです。まだまだ野菜はあなたの知らない情報をたっぷりと持っています。

例えば、1章で1日350gの野菜を摂取すると書いていますが、どんな野菜を食べればよいのか。どうすれば効率よく栄養素を摂取できるか。など、知るべき情報はたくさんあります。

そこで、本章では、野菜摂取の基本的な情報について余すことなくご紹介していきます。

基本的といっても、じつはここがかなり本質的な部分だったりするので、頭に記憶されるまで、繰り返し読むことをおすすめします。

さて、本書は、野菜を食べることを「投資」と謳っていますが、あなたは投資の三原則をご存知でしょうか。それは「長期、積立、分散」です。

じつはこれ、野菜投資にも流用することができるのです。

野菜投資の目的、それは野菜を長期間美味しく食べ続け、さまざまな野菜から栄養素を取り入れ、栄養素のパワーを体に積み上げていく。その結果、美や健康、引いては幸せというリターンを得るということです。

なにしろ、野菜投資は、お金以上に大切なあなたの人生を、良い方向へと突き動かすものですので、より慎重に、より真剣に、野菜について考えていきましょう。

ということで、皆さんに、迷わず、飽きず、美味しく野菜を食べていただくために、野菜投資のエキスパートをお招きしました。

紹介しましょう！　野菜投資の神様「ウォーレン・ベジット」氏と野菜投資初心者の「A青年」です！

野菜投資とは？
～老人と青年の会話から～

私が、野菜投資家、ウォーレン・ベジットだ。
野菜投資の素人である君に私が、色々と教えてあげよう。

野菜投資ってなんですか。株やＦＸならよく聞きますけど。

うむ。投資といえば金融商品を思い浮かべる人が多いだろうが、野菜投資というのは、そのまんま「野菜に投資する」すなわち、野菜を買って食べるということだ！

は？ 要するにスーパーとかで野菜を買えってことですか？

まさにそのとおり！

ちょ、ちょっと待ってくださいよ。投資って、お金が増えて戻ってくる。みたいな、そんなイメージなんですけど、野菜を買うだけじゃ、何のリターンもないじゃないですか。

いや、野菜に投資すればお金は増えるぞ？

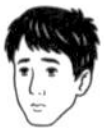

は？　なに言ってるんですか？

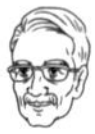

野菜を食べれば健康になる。というのは、知っておるだろう？

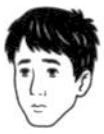

もちろん。知ってますけど。

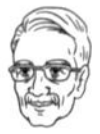

うむ。これを長期の視野で考えれば、野菜を食べていれば、働ける期間が伸びるということだ。もし、年収500万円だとしたら、1年働く期間が伸びれば、500万円のリターンということだな。

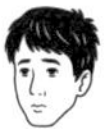

うーん。まあ、なんとなくはわかりますけど……。

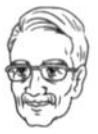

健康に対する認識が甘いのは、若さゆえ、というやつだな。だがこれは単純に事実だ。例えば、働けなくなる一番の原因は病気だが、ドイツで発表された、野菜や果物の摂取に関する調査を分析した研究*によると、野菜や果物を多く食べる人は、高血圧、冠状動脈性心疾患、脳卒中のリスクが低減される十分な証拠があることが示されている。

*出典：Critical review: vegetables and fruit in the prevention of chronic diseases Eur J Nutr. 2012; 51(6): 637–663.

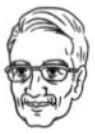

またガンのリスクが減る可能性が高いことも示唆されている。それ以外にも、野菜摂取が良い効果をもたらす可能性がある症状として、肥満、糖尿病、リウマチ等、枚挙に暇がない。

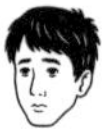

まあ、それは、研究結果じゃなくても感覚としてわかりますけど。

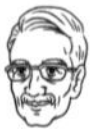

うむ。野菜不足で不健康な生活を送っていると、私の見立てでは、50代後半からガタが来て、生産性が著しく落ちる。そして、60歳くらいになると、自分ではなにも生み出さず、人にアドバイスをするくらいの労働しかできん。しかし、他者にアドバイスだけして、自分の働く姿を見せんようでは、人は付いてこない。すなわち、君らの言葉で言う。老害になってしまう。

若い人は、自分が老害になるなんて信じられないだろうが、長いこと頭と体のメンテナンスをしていなければ、誰だって老害になる。

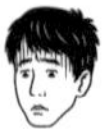

誰だって、老害になる。か。たしかにそう考えると怖いですね。私もウチの会社の専務みたいになる可能性があるということですか……。

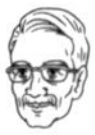

まあ、老害の話はいいとして、生産性という面でもやはり頭と体のメンテナンスを怠れば、年とともにどんどん落ちる。生産性が低くなれば、その分、稼げなくなるということだ。

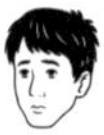

たしかに、元気がなければ働けない。働けなければお金が減りますね。

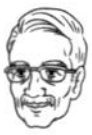

ま、簡単に言えばそういうことだ。野菜に月1万ほど投資して、3年ほど働ける期間が伸びれば、安く見積もっても1500万円ほどのリターンだな。

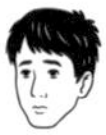

うーん。会社員だと定年もあるし、イマイチこのリターンの金額が想像できないんですけど。

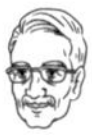

そうだな。でも、今の日本の経済状況を考えたら、働けないのに高給を払う。なんて余裕がなくなるのは、火を見るより明らかだ。もし、生産性が落ちた状態で会社から追い出されたらどうなる？

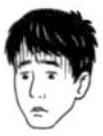

うわ。それは悲惨ですね。想像もしたくない。

でも、頭と体のメンテナンスをし続け、常に全力で生きていれば、仕事の技術であったり、物事の考え方であったり、と、君にしかできないことを手にすることができる。そして、変えの効かない人材になれば、年を取って会社を辞めても、自分で事業を起こしたり、他の会社でも有用な人材として働くことができるのだ。

なるほど。たしかにそれは理想的な生き方かも！

そうだろう。実際私も、こんな老いぼれになってもまだ、現役で働けている。そして、その理由を自分なりに探ってみたのだが……。

なんですか？

結局、若い頃から食べてきた野菜、すなわち野菜投資が有用だった。ということに気づいたのだ。

え？　それだけですか？

うむ。私もこれまでの人生の中で、落ちていく人を大勢見てきた。若い頃は共に仕事をしていたのに、能力的に一緒に仕事をできなくなった者、健康の理由で引退を余儀なくされた者。加齢とともに気力を失った者。そのような者たちと自分の違いはなんだ？と、考えてみたのだが、その答えは「当たり前」ということに気づいたのだ。

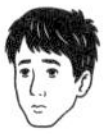

あたりまえ？

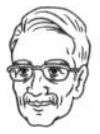

そう。当たり前。すなわち、日常における習慣のことだな。私にとって野菜を食べることは当たり前。野菜を食べれば体の中から健康になれるので、若い頃はランニング、年を取ってからも散歩するのが当たり前。体を動かせば脳も動く。だから、学び続けることも当たり前。こうした当たり前の連鎖が、この年になっても働けるたった1つの理由だったのだ。だから、サイクルのきっかけとなった野菜を食べる習慣。これを多くの人に伝えるべく、私は野菜投資家となったのだ。

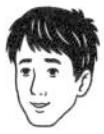

なんだか、私も野菜投資をしたくなってきました。今、27歳だから、60歳から回収できるとして、月1万で年間12万。33年×12万。396万円で、1500万円のリターン。悪くないどころか最高の投資ですね！ちょっと詳しく教えて下さい。

野菜投資の三原則①
長期の極意〜続けることの威力

うむ。まず、聞きたいのだが、君は投資についてどれくらい知っているかね？

投資ですか？　えーっと、なにもわからないです。

ふむ。国が1億総株主を目指している昨今、投資のいろはも知らないのは問題だが、まあ、いいだろう。投資には、忘れてはいけない三原則がある。

三原則。

そうだ。それは、長期、積立、分散だ！

へー、そうなんですか。で、それが野菜投資とどんな関係があるんですか？

ふむ。リアクションが薄いが、まあいいだろう。この投資の三原則だが、野菜投資でもまったく同じことが言えるのだ。

え？　野菜で、長期、積立、分散ですか？　野菜を長期で保存したら腐りますし、積み立てるって野菜を積む意味がわかりませんし、分散って切るってことですか？

馬鹿者！　そんなことを言っているのではない！　まず、長期というのは、長期的に野菜を食べるということだ。

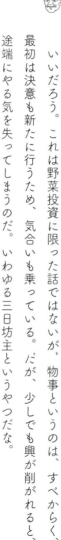

はあ、まあ、それはそうでしょうけど。

ふむ。これから、野菜を食べ始める君にはわからんだろうが、野菜を食べようと思ったときに、最初にやってくるハードル。それが、長期の壁なのだ！

すいません。意味がわからないので、解説お願いします。

いいだろう。これは野菜投資に限った話ではないが、物事というのは、すべからく、最初は決意も新たに行うため、気合いも乗っている。だが、少しでも興が削がれると、途端にやる気を失ってしまうのだ。いわゆる三日坊主というやつだな。

なるほど。でも、それって私の野菜に対する思いが弱いということですか？

違う。これは、意思の弱さとかではない。人間とは、そういう生き物なのだ。なぜ、意を決して野菜を食べようと思ったにも関わらず、すぐにやめてしまうのか。その答えは、野菜の栄養素が実感に変わるまでのタイムラグにあると言える。

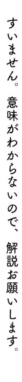

例えば、野菜を食べようと決意した日は、野菜を食べるという自身の行動だけで満足できるだろう。そして、2日目は、初日の満足を引きずって達成できる。しかし、同じことは3日もやれば高揚感はなくなるというもの。
そして、4日目以降は義務感だけで食べ続け、しまいには楽しくないからやめてしまう。と、このような流れで野菜から離れてしまう人が本当に多いのだ。

確かに……毎日ジョギングしようと決めたときもそんな感じで終わるよな。

そうだろう。でも、これはあまりにももったいない。
野菜というのは、食べ続けるほどに体に良い影響を与えるものだ。しかし、野菜の影響というのは、足し算のような形で現れるわけではない。例えるなら累乗だ！

累乗。なんか数学でやったな。同じ数字を何度も掛け合わせるアレですね。

そう、野菜投資の効果は2×2×2……。という具合に効果が現れるものなのだ。
野菜を食べることによる体調の変化をイメージしてみよう。
人間の体は37兆個と言われる数の細胞で構成されているんだ。仮に1日野菜を食べることで2つの細胞に良い変化を及ぼすとしよう。そして、3日間野菜を食べたとすると「2×2×2＝8」37兆個のうち8個の細胞しか変化しない。これでは実感など得られるわけがないだろう。しかし、42日も続ければ、2の42乗は、約4兆3980億。じつに、体の1／9が美しく変化するというわけだ。これだけの変化が現れれば、実感として驚くべき効果を感じることができるはずだ。

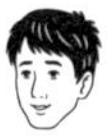

42日といえば6週間。それで変化する細胞が4兆越えか。それはスゴイですね。

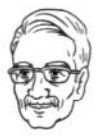

うむ。あくまでイメージでの話ではあるがな。しかし実際に野菜を食べ続けることの体調の変化というのは、このイメージとぴったり合致する。

しばらく野菜を食べ続けると、あるとき「あれ？　なんか体調良くなってる？」と感じる日が来るだろう。すると、次の日には「やっぱり確実に良くなってる！」と感じ、そして、その次の日には「いや、もはや若返っている！」と、変化を感じた日から、メキメキと確信を伴った違いを感じるようになる。

なぜ42日続けるべきなのか？

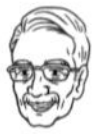

私なんか何十年も続けてるから毎日若返って、そのうち赤ちゃんに戻るんじゃないかと心配なぐらいだ。わっはっは。

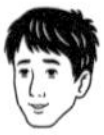

……ははは。それはめでたいですね。

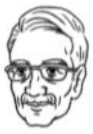

累乗の効果とはすなわち、繰り返しの威力のことを言っているのだ。これと同じことがダイエットでも習い事でも言えるぞ。

そもそも野菜摂取の効果というのは薬のように摂取したらこれに効く、あれに効く、と如実に効能が発揮されるものではないのだ。

野菜を摂取することによって細胞の1つ1つが元気になり、健全に体が機能するようになる、これが野菜摂取の効果というものだ。

野菜を正しい方法で摂取し続けているのに自覚できる効果がない、という場合は思い出すといい。例え実感できなかったとしても、君の体の細胞は確実にアップグレードされているということを！

そのアップグレードされた細胞が、君の知らないうちに病気を防いだり、老化を減速させたり、免疫を高めたりしてくれているのだ。野菜で体はすぐには変わらない。

しかし、その変化はあるとき突然、確実にやってくる。このことを忘れずに長期投資を続けるのだ！

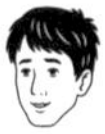

わかりました！　だまされたと思って続けてみます。でもなんで42日なんですか？1ヶ月とかじゃダメなんですか？

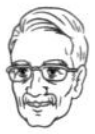

「だまされた」は余計だ。42というのは、科学的にも信用されている数字なんだ。
例えば、ダイエットや栄養の研究で動物や人体を使った実験をするときに、最低6週間、つまり42日間の結果を見るのだ。
　1つの食べ物を1日1回、42回食べさせて結果を見る。1つの運動を1日1回やらせて42日後に結果を見る。こうして出た結果が、これすなわち「成果」となる。

なるほど、そういうものなんですか。

そういうものだ。また、42日間続けられれば、だんだんとその生活にも慣れてくるので、野菜を食べることが日常へと変わってくるだろう。普段は立ち寄らなかったスーパーの野菜売り場に気づいたら足が向かっていた。なんて変化も、これくらいの時期から感じられるだろう。最初は大変だろうが、まずはこの42日間は頑張るようにしてもらいたい。ここを乗り越えれば、後は普通だ。普通に「そういえばタマネギがそろそろ切れそうだ」なんて自分に出会えるだろう。

わかりました。42日間ですね。
よし、早速今日からたっぷり野菜を食べて、42日後に結果を出すぞ！

まあまあ、慌てるでない。今まで野菜を敬遠してきたであろう君みたいな人がいきなり「毎日3食、野菜たっぷりの食事を摂ろう！」と張り切っても、すぐに挫折するのがオチだ。最初は無理せず、野菜を食べたくないと思ったら、きっぱり肉食に走っても構わん。大事なことは、自分のこれまでのペースを無理に崩さんことだ。

第一に感じてもらいたいことは「野菜は美味しい」ということだ。この気持ちがなければ、まず続かん。後ほど、美味しい野菜を選ぶ方法も伝えていこう。

そして、野菜を食べ続けたことで体の変化が起こると信じ、意識を向けるのだ。「なんだか体が軽い」「便通が良くなった」「目覚めがすっきりする」「肌の調子がいい」野菜を食べれば、このような嬉しい変化が必ず訪れる。この変化を能動的に意識してほしい。これらは42日より前に感じられるはずだ。

そして、少しずつ健康になっていく自分。そして、健康の快適さを実感したら、もう、不健康にはもう戻れない！

だから、このときが来るまでは、無理しすぎないように。いきなり100点満点の野菜投資をせず、60点、70点でいいから長く続け、少しずつ100点に近づけて行ってもらえば大丈夫だ。

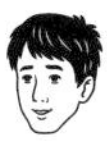

わかりました。無理をしないのは得意なので、少しずつがんばります。

野菜投資の三原則②
積立の極意〜正しい野菜摂取のススメ

よし。長期の次は積立の真髄を教えよう。野菜投資で結果を出すためには、野菜のもつ栄養成分を正しく、コツコツと摂取し、効果を積み立てていくことが必要だ。

野菜から摂取した栄養素を体に蓄積していくイメージですか？

じつはここは間違いやすいところなのだが、野菜に多く含まれるビタミンC、B群などの水溶性ビタミンは多く摂りすぎても尿などで体外に排出されてしまう。つまり繰り越しできないということだ。このような栄養素は補給し続ける必要がある。

え？　じゃあ、毎食しっかり野菜を摂れということですか？

その通り。まあ、いきなりは難しいだろうが、例えばある時期は気分が乗って毎日バランス良く野菜を食べていても、忙しくなると途端にそのリズムが崩れ、不健康な食生活に戻ったり、週のうち1、2日はきちんと自炊して野菜を食べるが、他の日は外食中心だったり、もっといえば1日3食のうち1食は栄養を意識した食事をするが、残り2

食は適当だったりすると、投資効果は積み上がらない。

必要な量と質の野菜をバランス良く食べる。これを毎週、毎日、できれば毎食繰り返すことが、野菜の積立投資の理想像であり、最大限のリターンを得るポイントだ。

ちなみに君は普段どのぐらい野菜を食べている？

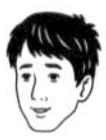

じつは私、今も結構野菜を食べてるんですよ。一人暮らしなんで自炊は少ないけど、朝は野菜ジュースをよく飲みますし、昼はコンビニでよくサラダを買ってるし。あと、ファストフードやラーメン屋が好きでよく食べに行くんですけど、2回に1度は、ベジタブルバーガーとか野菜たっぷりラーメンを食べてますよ。

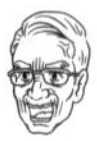

ふむ。では、これはなんだ。

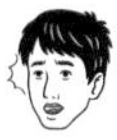

痛っ！　何ですか、なんで腹をつまむんですか！

積み立てていたのは脂質と糖質だった!?

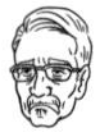

まず、気をつけていても圧倒的に量が不足しているという問題はあるが、それよりもバランスの問題が大きいな。残念だが、そのような食生活で積み立てられるのは野菜の効果ではなく脂質と糖質だ!!

日々の食生活に何とか野菜を取り入れようとしている努力は評価しよう。しかし、ヘルシーラーメンやらヘルシーバーガーと言われるものは、例え野菜が摂れたとしても、脂質、糖質が過剰になってしまう。食べるのは時々にしておくのがいいだろう。

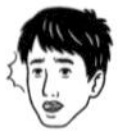

え～？　好きなのに……。

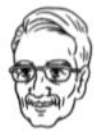

いや、これはあくまで最終目標だ。とりあえず、今は正解を覚えておいてくれ。

というわけで、ガンガン行くぞ。まずは、野菜ジュースだ。野菜ジュースも悪くはないが、買うときは、成分を確認してくれ。多くの野菜ジュースには「砂糖・食塩不使用」と表示されているが、200 mlのパックの栄養成分を見ると、糖質が15g前後含まれているものを多く見かける。

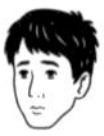

糖質15g？　それってそんなに悪いものですか？

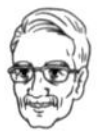

大したことがないように思えるが、例えば、コーヒーなどに入れる砂糖。これは上白糖と呼ばれるものだが、この上白糖の糖質は、スティックシュガー1本で3gと言われている。つまり、糖質が15g入っている野菜ジュースだと、上白糖でいえば、スティックシュガー5本分。君は、コーヒーに砂糖5本も入れるか？

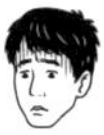

うげ。ちょっと甘々ですね。

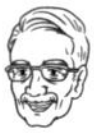

そうだろう。ま、舌で甘過ぎると感じるということは、体にとっても良くないということだ。というより、君の食生活は炭水化物、すなわち糖質が多い……だから、野菜ジュースからも糖質を摂ってしまうと過剰摂取に陥りやすいぞ。それがお腹周りに現われていると言えよう。……ププッ。

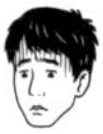

……ひどい。

生の酵素を摂取しても意味がない

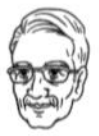

ちなみに、野菜ジュースになぜ糖質が多く含まれるのかというと、青みの強い野菜だけをジュースにするとエグみが強く出るため、飲みやすくなるように果実や糖度の高い野菜が多く使われている、というわけだ。つまり、野菜ジュースを飲んでいるつもりでも、じつは、フルーツジュースを飲んでいるのと変わらんのだよ。

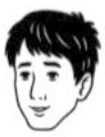

じゃあ、これからはちゃんと成分表を見てから買いますよ。フンッ！
でも、昼に食べてるコンビニサラダはどうですか？　これは、立派な野菜ですよね？
しかも、生野菜！　生で食べると野菜の酵素が摂れて体にいいって言いますよね。

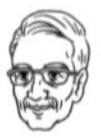

あー、それただの都市伝説。

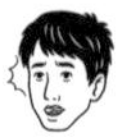

な、なんだって～!?

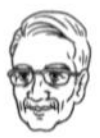

はっきり言って野菜の酵素を生きたまま摂るっていうのはまったく意味が無い。胃に入ってしまえば酵素は完全に壊れるので、消化、吸収、代謝を助けるということはない。

ゼロだ！ 野菜を生で食べるメリットはそこじゃない。植物がもつさまざまな栄養素を、まるっと摂取できるのが野菜を生で食べる利点だ。

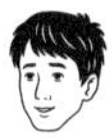

なるほど。でもそれなら、酵素が都市伝説だとしても、しっかり野菜の栄養素は摂ってるってことですね。

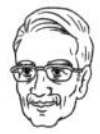

はたしてそうかな？

コンビニのサラダは、次亜塩素酸ナトリウムという薬品を使って、カットされた野菜を徹底的に除菌・洗浄している。そして、この薬品を洗い流すためにさらに洗浄を繰り返す。こうして作られたコンビニサラダは、ビタミンCなど水溶性の栄養素が多く失われると言われている。まあ、それでも摂らないよりは、摂ったほうがマシではあるがな。

だが、問題は量だ。

野菜を摂っているはずなのに……

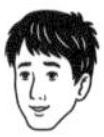

いやいや、じゃあこのサラダ見てくださいよ。240gって書いてありますよ？　一日に必要な野菜の量は350gでしたよね？　だったら、あと少しじゃないですか。

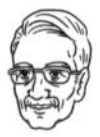

それ、なにサラダだ？

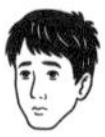

えっと、チキンサラダです。

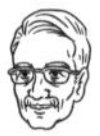

ならば、その重さのほとんどがチキンとドレッシングじゃないか？　ほれ、試しにチキンとドレッシングを除いてみなさい。

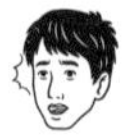

か、軽い！　まるで綿毛のごとく！

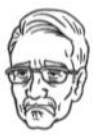

いや、綿毛ほど軽くないだろうが、とにかく、生野菜だけにすると、驚くほど軽くなってしまうのだ。どうだ？　350gが遠ざかっていっただろう。

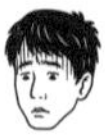

……はい。

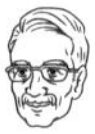

じつは、野菜には「摂ったつもり」というワナが存在している。これまで説明してきたように、野菜ジュースのつもりが果物ジュースだったり、サラダを沢山摂ったつもりでも、栄養素も量も摂れていなかったりなど、野菜を摂ったつもりにさせるワナが至るところに仕掛けられているのだ。

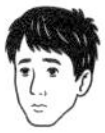

そうか、私の野菜はすべて摂ったつもりだったのか……。でも、そうなると、野菜を摂ることが、すごい難しくなってしまいませんか？

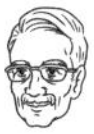

そのとおりだ。だからこそ、私のような人間が必要とされているのだ。
そこで、ここからは、しばし、野菜を摂ることに対する誤解を説明していきたいと思う。
準備はよいか？

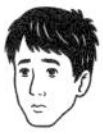

はい、わかりました。もう、しっかり勉強してから野菜を摂るようにします。

サプリは野菜の代替品にあらず

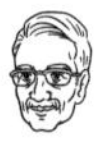

まずはサプリ。野菜不足をサプリで補おうとしている人は、本当に多い。だが、サプリを野菜の代替品と考えてもらっては困る。これも、摂ったつもりというワナの一つだ。

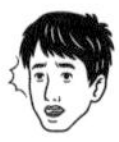

え？ でも、サプリを常飲している人って結構、多いですよね？

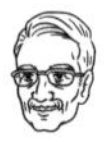

そうだな。でも、サプリには食物繊維が含まれていないことが多いし、野菜のもつ多様な栄養素を1、2種類のサプリだけでカバーすることは到底できない。例えば、トマトに含まれるリコピンという栄養素は、それを単体で摂取しても基本的に効果はあるのだが、いくつかの研究では、トマトとして摂取した方が健康効果が大きく出る＊というデータもある。

これはリコピン1種類だけではなく、トマトに含まれる未知の栄養成分との相乗効果のなせる技だぞ。

結局、野菜はまるごといただくのが正しい摂取方法というわけだな。

なるほど、リコピンはピンでは活躍しにくいと。

うまいこと言わなくてもよろしい。

それって野菜なの？

次は「それって野菜なの？」問題だ。

あ、あれですか？　野菜だと思っていたけどじつは果物とか、そういうやつですか？

そうだ。例えば、女性に人気のアボカド。

私の彼女なんか、年がら年中アボカドばかり食べてますよ。

君の彼女にも野菜投資の三原則を学んでもらう必要があるようだな。

＊参考：「Tomato powder is more effective than lycopene to alleviate exercise-induced lipid peroxidation in well-trained male athletes: randomized, double-blinded cross-over study」（J Int Soc Sports Nutr. 2021 Feb 27;18(1):17

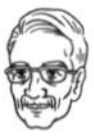

アボカドはスーパーフードと呼ばれるぐらい、強い抗酸化作用を持つビタミンEや、疲労回復効果が期待できるビタミンB類他、豊富な栄養素を含んでいて、美容や健康にいい食材ではある。だがアボカドは果物であって野菜ではない！　あと、植物ではあるが、脂質を多く含む高カロリーな食材だということも忘れてはならない。それにあとで説明するが、野菜だとしても外国産のものばかり食べたり、1種類のものばかり食べるのは正しい野菜投資とは言えないぞ。

　どの食材が野菜と言えるか、という問題はこのあとたっぷり説明しよう。

なんちゃってベジタリアンになってはいけない

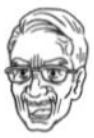

さて、最後は「なんちゃってベジタリアン」のワナだ！

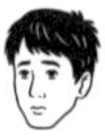

なんすか、それ。初めて聞きましたけど。

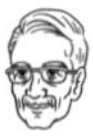

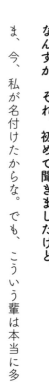

ま、今、私が名付けたからな。でも、こういう輩は本当に多いのだ。休日だけ野菜をどか食いして挽回しようとする「週イチなんちゃって」

初めだけ野菜中心の食生活をし、だんだんとこれまでと変わらない食事になっているのに、始めたての頃の記憶だけで野菜を食べた気になっている「過去の栄光なんちゃって」

気分が乗ったときだけ野菜を食べる「ノリだけなんちゃって」

今までまったく野菜を摂らない人が、ひとつまみのもやしを食べただけで野菜を摂った気になる「はじめの一歩だけなんちゃって」

これら典型的な「なんちゃってベジタリアン」にならないためにも私は強く言いたい。

野菜は量と質の2点の「積立」これを忘れてはならない。

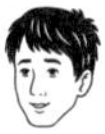

量と質。わかりましたよ！　教えてもらいましょうか、正しい野菜積立の真髄とやらを!!

食品カテゴリーマップ®

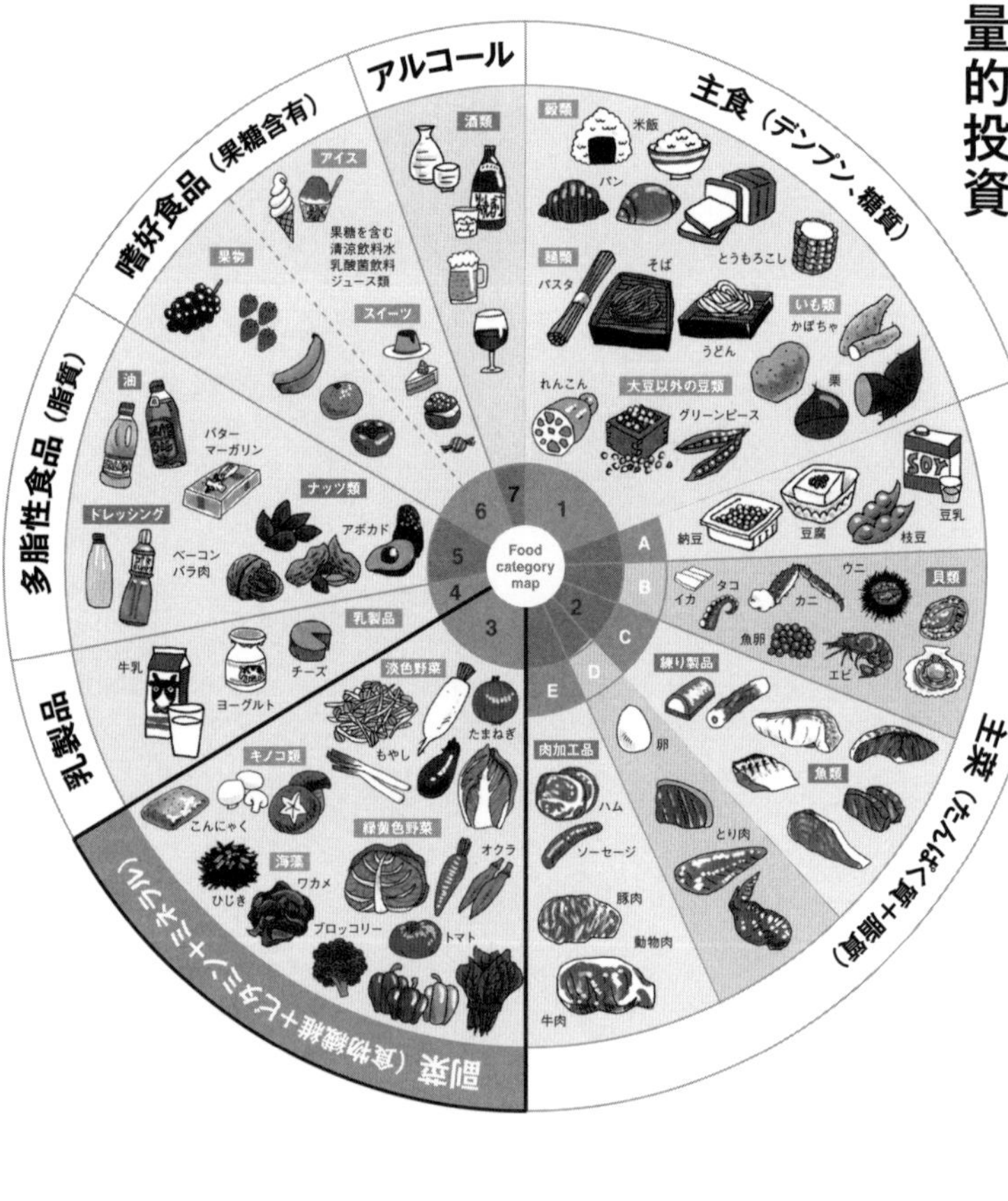

一般社団法人　日本栄養コンシェルジュ協会により作成

野菜の重量の目安一覧

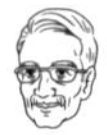

まずはこれを見よ！

このマップのカテゴリー3、副菜に分類される食品だけが、摂れば摂るほど体に良い食品、ベジット流の野菜の分類だ。このカテゴリーの食品は主な成分が食物繊維、ビタミン、ミネラルから構成されているのが特徴だ。この中から1日350gを目標に摂取したまえ。ちなみに、この副菜カテゴリーの代表的な野菜の重さはこんな感じだ。

緑黄色野菜

アスパラ	1本	20g
小松菜	1束	100g
トマト	1個	150~200g
にんじん	1cm	10g

淡色野菜

かぶ	1個	80g
キャベツ	1枚	50g
玉ねぎ	1個	200g
もやし	1袋	250g

キノコ類

エノキダケ	1袋	100g
しいたけ	1個	10g

海藻類

カットわかめ	小さじ1杯	1g 戻すと約12倍の重量
干しひじき	小さじ1杯	6g 戻すと約4倍の重量

なんすかこれ……。緑黄色野菜はまあ、わかりますけど、海藻やキノコが野菜だったり、レンコンが野菜じゃなかったり、めちゃくちゃじゃないですか。

そうだな。でも、栄養学的な見地から見たら、これでいいのだ。
海藻やキノコは、さまざまな食物繊維が豊富に入っているので、分類学上どうであれ、もう野菜だ！　しかもこれらは低カロリー！
そして、レンコンなど主食に入っている野菜は、ビタミンや食物繊維もあるが、それ以上に炭水化物が多すぎるのだ。つまり、副菜カテゴリー以外の食物は、どれだけ体に良いと言われていても食べすぎると、脂質、糖質などを摂りすぎてしまう。ゆえに、副菜狙い撃ちで野菜を食べるのだ！

うーん。これを350gか。なんだか大変そうですね。

まぁ、そう思うだろうな。だから、前ページに重さの目安を入れておる。小松菜など1束で100gだぞ？　おひたしやバター炒めなど熱を加えれば野菜はギュッと縮まるから、目方も減って食べやすくなるぞ。

え？ 調理で重さが減ってもいいんですか？

うむ。たしかにここは勘違いしやすいポイントだな。350gというのは、野菜の生の重さで計上している。だから、どんどん調理をして野菜を食べれば、350gは決して難しい数字ではない。

ま、栄養が偏るから同じ野菜ばかり食べるのはNGだがな。

ふむふむ。キノコとホウレンソウを250g炒めて、おまけにトマトとキュウリを付け合わせ……。見える、見えるぞ！ 350gが見えてきました！

そうだろうそうだろう。いきなり350gと言われるとヘビーに感じるが、それは野菜を食べろと言われるとサラダを思い浮かべる人が多いためだ。葉っぱ350gは確かにヘビーだ。だが、調理をすれば意外とライトにクリアできるのだよ。

なるほど。わっかりました！ では、ちょいとスーパーに行ってきます。

待て。まだ私の話は終わっておらん。野菜は量だけでなく、質も大切なのだ。

野菜の質的投資

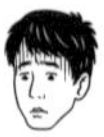

質……まさか安月給のこの私にブランド野菜を買えとでも？

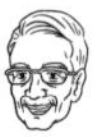

安心したまえ。身近にも質のいい野菜はある。

野菜投資を行う理由。それは野菜を美味しく食べ、野菜がもつ栄養素を最大限体に取り入れ、結果、美や健康、引いては幸せというリターンを得るということだ。

だから、できるだけ栄養素が豊富な野菜を栄養素を減らさず食べる。さらに、農薬など、体に有害なものが付着した野菜は選ばない。

これらが野菜投資の質を上げる基本であり、それを達成するために、大切なことはズバリ！　買い物のテクニックだ！

まずは、野菜投資の質を下げてしまう、避けるべき野菜の話をしよう。

君が野菜を買うときに重視するポイント、つまり選ぶ基準は何だ？

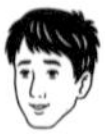

そりゃ値段ですよ。見切り品なんか見ると、ついつい買っちゃいます。ズッキーニとか、食べてたらちょっと通ぶれる野菜が安いとテンション上がっちゃいますね。

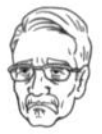

……0点じゃ。そんな選び方では、どれだけ量を食べても投資にはならん。すまんが、ブランド野菜とはいかずとも、しっかりと野菜に投資してくれ。
野菜の質を考えたとき、まず意識して欲しいのが、産地と鮮度だ。
君のように安い野菜に目が行きがちな人は、まず産地に注目してほしい。その野菜、外国産だったりしないか？

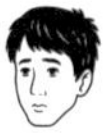

そういえば、にんにくとかは、高いにんにくと安いにんにくがあって、安い方は中国産だった。という経験はありますけど。でも、そんなときは中国産を選んじゃいます。国産にんにく高いんで。

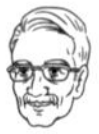

気持ちはわかるが、投資というからには、しっかりお金もかけんとな。外国産の場合、遠い国から運ばれてくるのに、なぜ傷みもせずに店頭に並んでいると思う？　なぜ輸送コストや関税がかかるのに国産より安い値段で売ることができるのだと思う？

安い野菜を選ぶリスク
ー外国産野菜のポストハーベスト問題

最近の鮮度保持の技術がスゴイし、現地の人件費や土地代が安いからですかね？

原価で言えば、それが正解だ。だが、鮮度保持の技術については、伝えなくてはいけないようだな。全ての外国産の農産物には輸送中にカビが生えたり、害虫に食べられたりしないように、収穫後に防腐剤などの農薬がかけられている。ゆえに、それらの野菜はあたかも近くの畑で採れたかのように美しい見た目を保っていられるのだ。

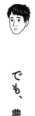

でも、農薬といっても、人体に影響が及ぶものは、禁止されていますよね。

それは、国内の話だな。日本で使用することが禁止されている薬品であっても、輸入品の農産物は、収穫後であれば食品添加物という扱いで使用されるものもある。
これをポストハーベストと言う。ポストは後、ハーベストは収穫という意味だぞ。

まさか！　そんなことがあっていいのか!?

悲しいがこれが事実だ。さらに、それだけに留まらない。小麦や大豆などの加工用食材の原材料にも農薬はかけられている。私たちの食卓にはパンや麺類が日常的に登場するが、その原料となる小麦の9割近くが海外から輸入されているのだ！

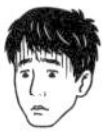

なんか、怖くなってきました。

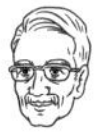

日本の家庭に欠かせない納豆や豆腐の材料となる大豆も、7割以上が外国産。野菜ジュースの原料となる野菜も外国産のものが多く使われている。1つ1つの食品の残留農薬は検査で基準を下回っていたとしても、それが積み重なるとどうなるか。

戦後、君たちの食習慣は欧米化が進み、ポストハーベストにさらされた外国産の食材を口にする機会が昔に比べて増えてきた。

特に外食やテイクアウトの弁当の場合、提供する側はコストを抑えるために安い外国産の原材料を使うことが多くなるのは必然だ。

……そして、その影響が社会全体の傾向として現れ始めている。

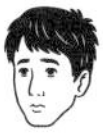

まさか私の好きなラーメンに使われている野菜も……それでどんな傾向が？

現代人の健康をむしばむ化学物質

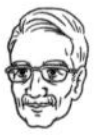

なぜ農薬などの化学物質を避けた方がいいのか。当然それらは、環境や人体にとって有害だからだ。国内外で、農薬や化学物質が、子どもの神経系の発達や働きを害することや、ＩＱを低下させることが懸念されている。

またそれらが原因で、自閉症などが急増していると指摘されたり、パーキンソン病を起こしやすくさせているという報告も多くされてきた。

一般的にわかりやすい例でいえばアレルギーだな。君は若いから知らないかもしれないが、私やもう少し下の世代なら、子どものころアレルギーを抱えた子など、ほんのわずかしかいなかったはずだ。だが、こんな資料がある。

厚生労働省がまとめた、平成23年の「アレルギー疾患の現状等」のレポートでは「我が国全人口の約２人に１人が何らかのアレルギー疾患に罹患していることを示しており、急速に増加している」とされ、この傾向はとくに若年層で顕著なのだ。

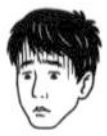

たしかに、実家にいるとき弟は小麦アレルギー、私は喘息でした。両親、祖父母はなんともなかったのに……。若年層のアレルギーが増えているっていうのは実感がわきますね。

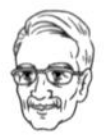

うむ。また、残留農薬が多い野菜を食べると男性の精子が半減する＊こともわかっている。不妊治療を選択する夫婦もまた増加傾向にあり、厚生労働省の「令和3年度不妊治療を受けやすい休暇制度等環境整備事業」によると、5.5組に1組の夫婦が実際に不妊の検査や治療を受けたことがあるとしている。

もちろんアレルギーや不妊の最大の原因が農薬だけの影響だとは言わない。

しかし、食品以外にも、洗剤、化粧品等、身の回りには化学物質が欠かせないものとなり、潔癖ともいえるほど清潔な生活により、体は悪いものから身を守る耐性が落ちてしまった。これらにより、昔は少なかった体の症状が多く報告されるようになった。

つまり現代は化学物質の積立が行われているということだ。実際に、化学物質の蔓延とこれらの症状の増加には、否定できない相関関係が見てとれる。

＊参考：Eating fruits and vegetables with high pesticide residues linked with poor semen quality/Harvard T.H. Chan School of Public Health 2015

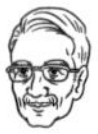

ただし、農薬も化学物質も、その存在自体が悪だと言いたいのではない。昔は、農薬の害について考えるより、国民を飢えさせないことのほうが大事だった。そのため、生産性を上げる農薬は国民の手助けになっていた。

しかし今は、十分な生産量が確保できる時代になった。それなのに、虫食いをなくしたり、形を整えるためだけに農薬が使われ、安さを求めて輸入されるときに防腐剤が使われる。もはや、それらを使用するデメリットにも目を向ける時期に来ていると思わんか？

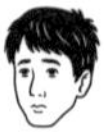

たしかに。今の自分も気をつけないといけないし、それ以上に、いつか子どもが産まれたときは、もっと真剣に考えなければいけませんね。

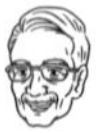

そのとおり。だが農薬自体を悪だと決めつけてはいかんぞ。農薬を使う側には「形が整ってないと消費者が買わないから」という切実な事情がある。すべては繋がっておる。この繋がりを見ずに、善悪をつけると息苦しい世の中になるだけだからの。

鮮度と栄養価が高い国産野菜を選ぼう

話を戻そう。今や農薬に頼らずとも野菜が十分に流通する時代になったのだから、重視すべきは健康だ。安全面だけでなく、栄養価、安心感の面を考えると、やはり軍配が上がるのは国産野菜だ。特に外国産と比較したときに注目すべきは鮮度だ。

鮮度ですか。外国産って収穫からどれくらいの時間でお店に並ぶんですか。

うむ。外国産野菜は、多くの場合船、たまに飛行機という感じだが、空輸だと1、2日、船便だと収穫されてから日本に到着するまで数週間。そこから市場や国内での輸送を経て、店頭に並ぶまでに3、4週間かかることもある。

収穫後4週間？　それなのに、見た目は大して変わらないですね。

それが農薬や防腐剤や冷蔵の効果だ。だが、いくら見た目はキレイでも、その間に当然鮮度は下がり、それに伴って栄養価も落ちる。さらに、栄養価が低い野菜は味もイマイチだ。これこそ、まさに君がそうだが、安いからと言って外国産野菜を買っても、十分な栄養価が得られず、健康への害も懸念され、おまけに美味しくなかったら野菜が嫌いになる。まさに負のスパイラルに陥っているのだ。

ぬぬぬ……。

それに輸送コストなど、日本で流通するまでにさまざまなコストがかかっているはずなのに国産以上に安い価格。この価格を成立させるために、現地でどんな育てられ方をしてきたのか、不安にならないだろうか。

私たちの周りには安い外国産の食品が溢れているが、それらがどういう経過をたどって私たちの口に入るのか、そしてそれが君や君の大切な人の体にどのような影響を及ぼすか、ぜひ考えてほしい。すると答えは、国産野菜一択になるがな。

少々高くても安心感のある国産野菜を選ぶ。なるほど、これが野菜投資か！

そのとおり。ただ野菜を食べることが投資ではない。そこに資金を注入する。これがあってこその投資だ。

じゃあ、資金に余裕があったら、より質が良いオーガニック野菜を買えばいいってことですね！　よく行くスーパーにオーガニック野菜のコーナーがあって、今までは割高で手が出なかったんですけど、余裕があるときは、そっちも検討してみます。

オーガニック野菜って本当に価値があるの？

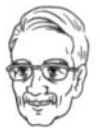

うーむ。オーガニック野菜か。ま、悪くはないんだが……。よし、では、オーガニック野菜の話をしよう。

オーガニック野菜は、農薬を使わず、手間暇かけて、いい肥料を使って育てているから値段が高いのだろう、ということは想像できると思う。

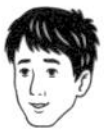

はい。だから、健康的で肥料からの栄養もたっぷり。うーん。話してたら買いたくなってきました。

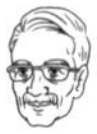

そうだな。まずは、オーガニック野菜とはなにか、というところから説明しよう。

そもそもオーガニック野菜とは、農薬や化学肥料に頼らず、環境への負荷をできる限り少なくする方法で生産される有機農産物だ。ちなみに、有機農産物の他に有機畜産物、それらを原料にした有機加工食品のことをまとめて有機食品と呼ぶ。

日本でオーガニック野菜として売られる野菜は、農林水産省に認可された「登録認証機関」によって、一定の基準を満たしているかどうか検査される。この基準をクリアすれば「有機ＪＡＳマーク」を貼り付けて販売することができるのだ。そして、日本でオーガニック野菜を名乗っていいのは、このマークが付いているものだけだ。

な、なるほど。えっと、とりあえず、有機ＪＡＳマークがあれば、農薬や化学肥料は使ってない安全な野菜だということですね。

そうだな。国内で採れた農産物に使用される農薬は、安全基準をクリアしたものだ。しかし、今は問題ないと言われているが、将来「やっぱり危険だ」と言われて禁止される可能性がないとも限らない。

そういう意味ではなるべく農薬や化学物質にさらされていない野菜を摂取することが、野菜投資の質を上げることに繋がるといえる。だから、オーガニックという安心感に投資したいという人はオーガニックを選べばいい。

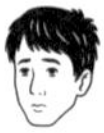

うーん。なんかさっきから言い回しがおかしいというか、なにか言いたいこと隠しているように感じるんですけど……。

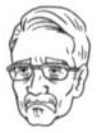

野菜選び0点な君の口から、そんな鋭い指摘をされるとはな。

まずは、オーガニックと名乗っていなくても、化学物質を全く使っていない農家さんも山ほどいるということを知ってほしい。

ハーブを使った虫よけなど、体や環境に害はなくとも農薬扱いにされているものもある。このような農法だと有機ＪＡＳマークは取れないが、立派な無農薬野菜だ。ただ、私に言わせてもらえば、日本の農家さんは、本当にモラルが高い。だから、オーガニックに拘らず、国産で鮮度がいいものであれば、質的には問題ないだろう。

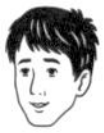

そういえば、高知の朝市に行った友だちが、野菜の美味さに感動してました。それで「オーガニックとかどうでもいいよ。鮮度だよ鮮度」ってイキってたんですけど、これって本当だったんですね。

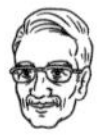

そこまでオーガニックを敵視しなくてもよい。オーガニック野菜のもつ安全性に対する信頼は確かなものだ。ま、鮮度が良い野菜が美味いということは、まったくの同意だがな。

ついでに、野菜の美味しさについて話しておくと、野菜の栄養分や美味しさは、大地や天候の恵みがあって初めて得られるもの。いくらオーガニックで育てたとしても、肝心の大地が肥沃でなかったり、収穫時期が本来の旬ではなかったりすると栄養価も少なく味もイマイチになってしまう。

味や栄養価は土作りから始まり、育てられ方にかかっていると言える。どんなに名家出身でもどうしようもない人間がいるのと同じだ！

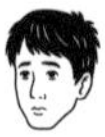

あー、経歴は立派だけど、全然仕事ができない人とかいますもんね。ウチの会社にいるあの天下りの専務の野郎も……。おっと、野菜関係なかったですね。

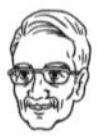

ま、野菜も人も同じ生き物ということだな。だが、これから、野菜投資を極めて行けば、人生自体を上向きに変えることができる。そうなったら、今のモヤモヤした気持ちだって感じなくなるぞ。

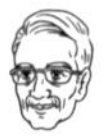

さて、話は戻るが、国産野菜であれば、問題なく美味しく野菜を食べられる。すなわち、野菜の質は確保されているというわけだ。だが、そこにさらなる安全性を求めるのならば、オーガニック野菜という選択肢もありだ。

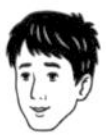

結局、気持ちと財布次第ってことですね。わかりました。私はまず、国産野菜から始めたほうが良さそうですね。

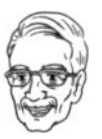

そうだな。体への投資という側面で考えたら、買うべき野菜は国産一択だ。
だが、むやみに国産を買えばいいというわけではないぞ。投資であれば、信用できる投資信託にお金を預けるという方法もあるが、野菜の場合そうはいかん。自分で銘柄を選ばなければならない。
ということで、次は、野菜の銘柄の選び方だ。

安くて良質な野菜を手に入れる方法
ー鮮度と旬にこだわれ！

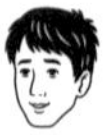

野菜の銘柄。なんだか、本格的に投資の話みたいですね。

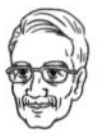

うむ。選び方に関しては、まさに投資と同じだ。株を買うときは、この企業が今、買いなのか？　ということだろう。そのためにさまざまな情報を駆使して、判断する。野菜の場合は非常に簡単だ。鮮度と旬。この2つだけでいい。旬の野菜で、畑からお店に並ぶまでの時間が短い物。これを選ぶだけで最適な買いを実践できるのだ。

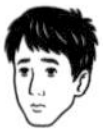

うーん。旬はわかりますが、時間ってどうすればわかるんですか？

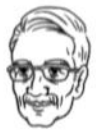

たしかに旬はわかりやすい。そんなのスマホひとつで充分調べられる。そうだな。時間の場合、スーパーならだいたい1週間前後。これが基準だな。だが、多くの野菜は、抜いたそのときからどんどん鮮度が落ちていく。

例えば、ほうれん草や春菊などの葉物野菜は、顕著に鮮度の影響が出やすい。収穫後24時間常温放置すると、ビタミンCは30～60％も失われてしまうのだ。さらに数日経てばもっと栄養素は減り、4日間室温に放置されれば、葉酸も大部分が失われてしまう。

つまり、野菜投資を行うならば、鮮度にこだわるのが重要だ。

では、どうすれば、鮮度を見極められるのかというと、足だ！

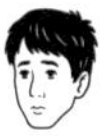
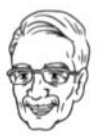

足？

そう。己の足を使って調べるのだ。地方ならば産地直送の朝採れ野菜を売っているところもあるだろう。そういうところを探して買いに行けばいい。見た目が悪いものもあるかもしれないが、多くの場合鮮度は抜群なので、買いだ。

東京など、都心の場合、自分の生活圏内にいくつもスーパーがあるはずだ。そこをしっかり回って、野菜の売り場をチェックしてみるといい。スーパーによって野菜に対する力の入れ方が違うから、結構面白いぞ。温度管理がしっかりしているかどうか、萎びた野菜をいつまでも残していないか。乾燥に弱い野菜などは湿度管理ができる冷蔵棚に置いているか。などなど、項目はたくさんある。

だが、これらは結局、味に直結するので、野菜投資を始めて、野菜に慣れたら、自然とこれらのことも見えてくるだろう。

慣れたらかぁ。どうせなら最初から鮮度の良い野菜を選びたいな……

まあ、そうだな。ならば「私が作りました」みたいな生産者の顔が見えるような野菜を売っているスーパーも増えているので、そういうのを狙っても良いだろう。また、最近は商店街の中に、産直野菜を売っている場所も増えているぞ。

後は、身も蓋もないが、高級スーパーに行くと、タマネギやニンジンなど身近な野菜でも結構な値段で売られている。だが、やはりそこは高いだけあって、鮮度もなかなかのものだ。

高級スーパーか。私には縁のない場所ですね。

うーむ。だがな、私が言いたいのは「野菜投資」だ。投資というのは、投資した金額以上のリターンを考えてお金を使うことにある。

はっきり言おう。君は自分を薄給の貧乏人だと思っているようだが、それは違う。

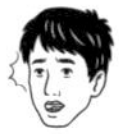

いや、違わないっすよ。じゃあ、ぶっちゃけますよ。私の月給、手取りにしたら15万くらいっすよ？ そこから家賃6万。光熱費2万、スマホ代1万。交際費3万で、ジムにも通っててそれが毎月1万。残り2万っすよ。食費毎月2万っすよ！ そんなんで、高い物買えるわけないじゃないっすか。

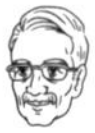

うむ。そうか。君は野菜投資ではなく、投資自体素人なのだな。君くらいの人が投資をするときに最初にすべきことは、生活の見直しだ。

東京で家賃6万は仕方ないが、光熱費、スマホ、交際費。これらは少し使い過ぎだ。これらをしっかり見直せば、1万円は余裕で浮くだろう。お金の投資で1万は少ないが、一人暮らしの野菜投資なら、月1万円で十分だからな。月1万の投資で、活力と明敏な頭脳と長期間の健康が手に入る。野菜投資ほどリターンの大きい投資はないと断言できる。

それと食生活が充実していると、貧乏だという気持ちにもならないぞ。

野菜の鮮度を、買ってからもキープする方法

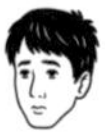

わかりました。確かに彼女の家、ネットの電波が悪いから電話で通話したりとか、自分でも無駄だと思うところはありましたから、これを機にちょっと生活見直してみます。

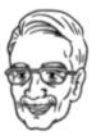

うむ。だが、くれぐれも「やらなくちゃ」など義務感でやってはいかんぞ。高級スーパーに行くにしても、彼女とデート気分で行くなど、常に楽しさを忘れんようにな。と、話をまとめてしまったが、鮮度の話はまだまだ続くぞ。次は、買ってからの鮮度の保ち方だ！

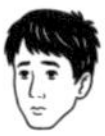

それってバナナは吊るして保存したほうがいいとかですか？　なんか面倒くさそうだな。買ってそのまま冷蔵庫に入れとけばいいんじゃないですか？

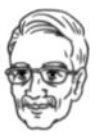

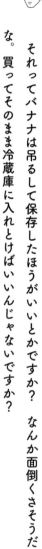

まあ、その日使う分だけ野菜を買う。という買い方なら食べるまで冷蔵庫に入れておけば十分だろう。8～10度で冷蔵保存された場合は栄養価の低下を抑えることはできる。やはり新鮮な野菜を買って、すぐに家で冷蔵保存して、その日に食べきるのが栄養素を効率よく自分のものにする一番の方法だ。

ただ、野菜投資を始めればわかると思うが、そんな生活はほぼ不可能だ。そして、せっかく買っても家で鮮度を失わさせてしまったら、元も子もない。それに、鮮度が落ちると細菌もどんどん増殖する。そのうえ、周りの野菜にまで細菌は繁殖してしまうのだ。古い野菜は食中毒の原因にもなる。健康になるために野菜投資を始めたのに、そのせいで病気になったりしたら、まさに本末転倒だからな。

そうならないためにも、買うときだけでなく、保管方法にも気を使わないといけないぞ。

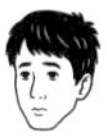

たしかにそうですね。でも、冷蔵庫に入れておくくらいしか保存方法って思いつかないんですけど。

いや、何でもかんでも冷蔵庫に入れれば良いというものではない。泥付きゴボウ、タマネギなんかは冷蔵庫が苦手だから、高温にならない暗い場所に新聞紙で包むなどして安置しておくのがいい。

心配いりませんよ！　私の極小冷蔵庫には沢山の野菜は入りませんから。

なるほど。だが、冷蔵庫に保存できる容量が少ないならば、冷蔵庫に保管する野菜、保管しない野菜を考えながら買うというのも、野菜を買う楽しみ方の1つだな。

ちなみに、冷蔵庫に入れるにしても、一工夫することをおすすめする。

葉物野菜や根菜には成長点と言われる部分がある。キャベツの芯や、大根やにんじんの葉っぱが生えているクビの部分だな。収穫後の野菜も、ここから根や葉を伸ばそうとしたりして、自身のもつ養分を使ってしまうのだ。

これを止めるために、芯をくりぬいたり、クビの部分を切るなど成長点を切り離すと、栄養価が長持ちするぞ。

へえ、ちょっとめんどくさいけど……。

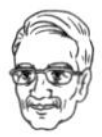

いや、野菜を調理するようになって包丁が身近なものに変われば、それほど大変じゃないぞ。成長点を落とすくらい1つ5秒で済むからな。想像上で面倒くさいと思ったことでも、実際にやってみれば「こんなもんか」と思うのはよくあることだ。まさに人生あるあるだな。

ま、でも、やってみてそれでも面倒だと思うなら、比較的栄養価が長持ちする大根やカブなどの根菜をあとで食べるなど工夫してみたまえ。トマトなんかはすぐに食べないなら、買うときに完熟じゃない、やや固めのものを選んで、家で数日熟成させてから食べるのもいいだろう。

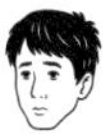

なるほど。野菜の知識があれば、やり方は色々とあるということですね。でも、やっぱり値段が気になっちゃいます。月1万かぁ……。

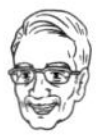

うむ。それなら、規格外野菜に手を出してみるというのはどうだ？

規格外野菜に注目

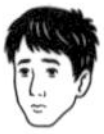

規格外野菜？　たまに実家のそばの道の駅で売られているのを見かけます。ちょっと曲がったキュウリとか、皮に傷がついたナスとか。

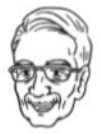

そうだ。規格外野菜は見切り品コーナーにあったとしても、鮮度が落ちて廃棄寸前の野菜と違って、栄養価や味は問題ないのに、形が不揃いだったり傷がついていたりして、市場に流通させてもらえない野菜たちだ。

　それらの野菜の多くは廃棄されてしまっている。じつにもったいない。

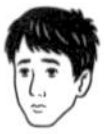

激しく同意しますよ！　見てくれだけで判断されちゃたまったもんじゃありませんから。あの専務も、人のお腹を見て「君は仕事はできないのかね？」なんて……。

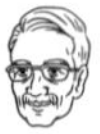

君の中身が充実しているかどうかは、まだ私には判断できないが……まぁ、見た目が良ければ味も栄養価も優れているというものではない。これらの規格外野菜は君の言ったように、道の駅や地域密着の八百屋さんで安く売られていることがある。

また、都会に住んでいる人だって、このご時世、ネットやフリマアプリを使えば農家から直接購入することもできる。

規格外野菜を食べることによって食費を抑えられ、食品ロスも減らせるので環境に優しい。農家さんの収入源にもなるし、エコに貢献しているという意識で自分もハッピーになれるだろう。これも有意義な野菜投資の1つだと思わないか？

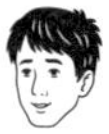

ですね。私も今まで野菜を買う場所は近所のスーパー一辺倒でしたが、購入パターンを見直してみます。

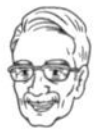

とにかく世の中には、良い野菜をお客さんに届けようと、日夜戦っている生粋の野菜人が意外と多く存在するのだ。そのような人たちは、同じ野菜人のことが大好きだ。だから、君が野菜人になれば、自然とそのような人を見つけることができる。その人たちの力を借りれば、野菜投資の質の向上の助けになるぞ。

野菜投資の三原則③ 分散の極意〜バランス良く栄養素を摂ってリターンを最大化

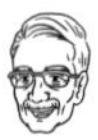

さあ、いよいよ野菜投資の三原則の最後の1つだ。分散について考えていこう。

金融の世界でいう分散投資とは、投資する資産、地域、業種などを統一せずに、複数にわけることだ。それによって、1つの銘柄が暴落しても他でカバーする、そんなリスクヘッジが期待できるのだ。

1つの銘柄にばかり偏ると、全体のバランスが悪くなり、資産が危険にさらされてしまう、ということだな。

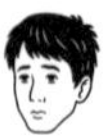

文字通り投資先を分けて散らすっていうことですね。これを野菜に当てはめると？

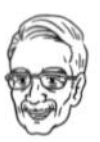

ズバリ、さまざまな種類の野菜を摂取して、摂れる栄養素を分散させようということだ！　栄養バランスの良い食事をしよう、と君も言われたことがあるだろう？

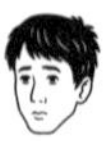

ええ、小学生の頃からご飯や麺類ばかり食べて、親や先生に注意されていました。

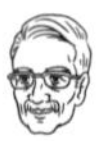

そうだろう。だが、食事全体という大まかなくくりだけではなく、野菜というくくり

の中でも、さらに色々な種類の野菜を食べよう、というわけだ。

え！　だって炭水化物はご飯、パン、麺をまんべんなく食べようなんて言われたことないのに……野菜は野菜でひとくくりじゃダメなんですか！

ダメなのだ！　多種多様な野菜を美味しく食べるからこそ、健康が保たれ、活力溢れる体と脳そして精神を維持できるのだ。

多種多様って……ビタミン、ミネラル、食物繊維、それが野菜の全てじゃないんですか⁉

ノーノーノー！　君はまだ野菜の奥深さをなにもわかっちゃいない。なぜさまざま野菜を摂取する必要があるのか。その理由をこれから説明していくぞ。金融の世界ではリスクを減らすために分散投資するが、野菜においてはリターンを増やすために分散投資するということを覚えておいてほしい。

わかりましたよ！　ここまで来たらやりましょう、ええ、やりますとも‼

なぜ五大栄養素をバランス良く摂る必要があるのか

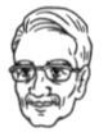

まずは食べ物全般について考えてみよう。お金を分散投資するメリットについて話をしたが、人間の食べ物とて同じ。食べることを体への投資と考えると、毎日口にする食べ物も偏りなく、さまざまな食物を取り入れることが必要なのだ。

野菜以外の食品にも分散投資することで驚くほど野菜の効果を実感できるはずだ。

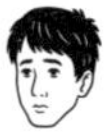

それによって多種多様な栄養素を摂取できるってわけですね。

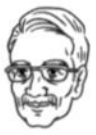

いかにも。心身の状態を整えるために絶対に欠かせない大前提が、食事全体のベースを整えること。病気の食事療法をするときも、動物実験をするときも、まずは食事のベースを完全に整えてから投薬する。それで初めて薬の効果が現われる。野菜投資についても同じことが言えるのだ。

人間の生命活動を維持するために必要な五大栄養素については学校で習ったかな？

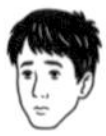

ええ、たんぱく質、糖質、脂質、それにビタミン、ミネラルですよね。

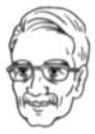

その通り。バランスよく五大栄養素を摂取して初めて体は正常に機能する。

よく「栄養」と「栄養素」は混同されがちだが、意味するものが違う。

人間が生きて行くために必要な成分を、食べることによって摂取し、それを消化、吸収し、不要となった成分を排出する。この一連の営みのことを「栄養」と言うのだ。それによって、人の細胞は生まれ変わり、生命と活力を維持できる。

そしてその源となる成分が「栄養素」だ。

体を作る原材料がたんぱく質。体と脳を動かすエネルギー源が糖質と脂質。これらは特にたくさん摂取する必要があり、三大栄養素と言われる。

そして、その三大栄養素がきちんと働くためのサポートをする役割がビタミンとミネラル。これらの五つが五大栄養素だ。

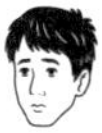

五者五様に専門分野が分かれているわけですね。ゴレンジャーみたいだな。

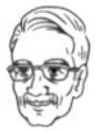

昭和か！　その例えはちょっと古いぞ。

必須アミノ酸を食事で摂取せよ！

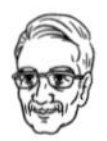

まず、たんぱく質から説明しよう。私たちが肉や魚などのたんぱく質を摂取すると、体内でアミノ酸に分解され、それが遺伝子から読み取られた設計図に従って、再度合成される。するとあら不思議、筋肉の完成、皮膚の完成、ホルモンの完成。

つまり、体を形作る色々なものはすべて、摂取したたんぱく質を再構成して出来ているのだ！

この、人体をつくるのに必要なアミノ酸は20種類あるのだが、体内で合成できないものが9種類ある。この合成できないアミノ酸は「必須アミノ酸」と呼ばれ、食事で摂取するしかない。そしてこの9種類のうち、1つでも足りないと、体内で十分な栄養効果を発揮できないのだ。だから、色々な食品から多様なアミノ酸を摂取することが必要なのだ。

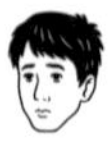

体の中で勝手にそんなことが行われていたのか。いやはや、我が肉体と言えど頭が下がります。

適度な糖質と脂質の摂取で細胞が働く

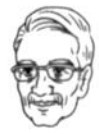

うむ。続いて糖質と脂質の役割とはなにか。
たんぱく質が作り出すのは車でいえばボディだ。
そして、そのボディを組み立て、動かす燃料となるのが糖質と脂質だ。この燃料によって細胞が働く。言い換えればこの燃料がなかったら細胞は生きてはいけないのだ。もしその燃料が不足すると、どれだけ外から質、量ともに十分な野菜が入ってきたとしても、機能しない。なぜならスイッチがオフになっているからだ！
だから私たちには適切に糖質と脂質を摂取することが欠かせない。いわば私たちは燃やすために糖質と脂質を食べているということだ。

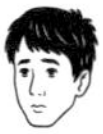

なるほど。燃やしきれないほどは必要ないというわけですね。

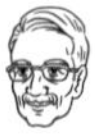

消費されない糖質は、肝臓や筋肉にグリコーゲンとして蓄えられ、エネルギーが枯渇した時に使われる備蓄となる。

脂質もエネルギー源ではあるが、それ以外に細胞膜やホルモンを構成する、などの働きをする。同じ燃料でも両者とも違った役割があるのだ。

だからどちらも適度に摂取することが望ましいが、かといって過剰になると、糖質も脂質も脂肪に変換され、体内にどんどん蓄えられていく。それが増えすぎると肥満になるというメカニズムだ。

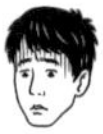

こうして、出来たのが、この腹の贅肉か……。

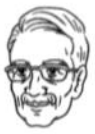

うむ。君が好きなものばかりを食べ、エネルギーを消費しない生活をしてきた結果がその腹に現われているといえよう。

例えば野菜を食べると痩せるかと言われても、糖質や脂質を食べ過ぎたまま、野菜を食べたところで痩せることはない。かと言って、糖質や脂質を完全にカットして痩せようとしても、体の機能が衰え、体重は減るが見た目も不健康になってしまう。

糖質と脂質に関しては多くの人が、過剰に摂取していたり、逆に減らしすぎている状態だ。これではリスクしかない。アクセルとブレーキを適切に使い、摂取量を程よく調整することで、大きな美容と健康の効果が得られることを覚えておいてほしい。

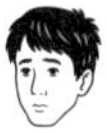

よく糖質はダイエットの敵のように扱われますよね。私の彼女もダイエットしてますけど、糖質を減らすために朝ご飯は毎日アボカドだけなんですよ。そのくせ甘い物が大好きで、10時と午後3時のおやつはやめられないという。

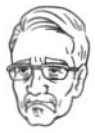

それは最悪なダイエット方法だな。まず大前提として、三食きちんと食べ、間食をなくす。体重が増えてきたら糖質、脂質をゼロにするのではなく、どちらも少なめに摂るようにする。そうすると自然と体脂肪が減って痩せてくるはずだ。さまざまなダイエット法が流行っては廃れているだろう。健康や美を考慮せずに、体重だけ減ればいいのならその方法は色々考えられるが、結局この王道以外に健康的に痩せる方法はないのだよ。

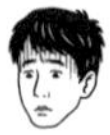

彼女に不健康だと言うと「アボカドはスーパーフードだから朝はこれだけ食べれば完璧だ」って怒るんですよ。

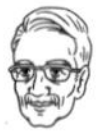

その考えは改めてほしい。朝食には主食と言われるご飯やパンなどの穀類を摂ることが必ず必要だ！　さっき言ったように、肝臓には糖質からなるグリコーゲンというエネルギー源が蓄えられている。頭や体を使って1日の活動を始める朝にこそ、このグリコーゲンが必要なのに、朝はこれが枯渇している状態なのだ。

なぜなら、睡眠中は絶食しているからエネルギーが補給されないにも関わらず、神経や脳は動いていて、その活動を維持するために肝臓に蓄えられたグリコーゲンが消費されるからだ。だから、朝にはまず糖質を摂取して空になったタンクに燃料を補給する必要があるのだ。

それに、朝に糖質を摂らないと体は飢餓状態になって、代謝を落としたり、次の食事でたくさん吸収して体脂肪を蓄えようとしてしまう。

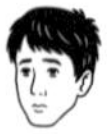

ううむ。私も朝は野菜ジュースだけの時があるんですが、野菜ジュースにも糖分が含まれるんですよね？　エネルギーになりませんかね？

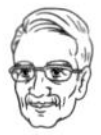

糖分といっても野菜ジュースに含まれる果糖や、砂糖の糖分というのはブドウ糖ではない。よってグリコーゲンとして蓄えることはできない。また糖にも種類があって、例えばスイーツに含まれる糖分は、ご飯に含まれる糖分に比べて3.3倍内蔵脂肪がつきやすいのだ。痩せたいなら甘い物からカットすべきだ。

それに、ちょこちょこ小分けにして食べるのも太る食べ方だということも彼女に教えてあげるといい。

食後、2時間ほどかけて体は栄養素を消化・吸収し、その後の4時間ほどでエネルギーを消費する。この最中に次の食べ物がたくさん入ってくると、体はこれを「体脂肪として蓄えよう」と判断してしまう。その分燃焼されなくなり、蓄えがどんどん増えていってしまうのだ！

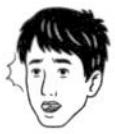

うわー。帰ったらすぐ彼女に伝えます。

植物の持つ栄養素が人生100年時代を幸せに生きるカギ

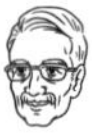

話を五大栄養素に戻そう。

ここで84ページの食品カテゴリーマップをもう一度見てほしい。

主食にあたるのが米や小麦などの、糖質を主な成分とした食品だ。

主菜にあたるのが主に肉や魚などのたんぱく質や脂質を成分とした食品だ。

そして、副菜にあたるのが食物繊維、ビタミン、ミネラルを主な成分とした野菜類。

この主食・主菜・副菜という食事の組み合わせは、世界中に共通する構成なのだ。この3つをまずそろえるということが第一。

しかし、経済的、時間的、精神的な余裕がなくなると、3つ目の副菜から順番になくなっていくという事実がある！

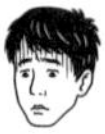

わかります。忙しいとおにぎりだけ、パンだけの食事になったりします。

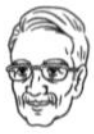

人間は主食・主菜・副菜それぞれに含まれる栄養素を摂取し、それを利用することで生命活動を維持している。糖質がエネルギーになるためにはビタミンB群などの助けが

必要になり、ビタミンB群が働くためには他の栄養素のサポートが必要になる。

それぞれの栄養素が個別の役割を果たし、人間の体は維持されているのだ！だからある栄養素が十分に摂れていたとしても、他の栄養素が足りなければ健康ではいられない。それゆえ、バランス良く五大栄養素を摂取する必要があるのだ。

人間の体は皆同じように設計されて、同じ臓器や機能を持っている。

そしてそれを作る材料はたんぱく質、動かすためのエネルギー源は、糖質・脂質だというのも皆同じなのだ。豊かになった現代、身体をつくり、動かすための栄養素は足りている。しかし、これからの人生100年時代は、体のスペックをどう上げていくかということが課題になるのである！

そのカギとなるのが植物が豊富に持つ成分。すなわち代謝を助けるビタミン、ミネラルや食物繊維、生理機能を活性化させる植物独自が持つ機能性成分である。

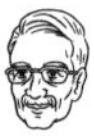

しかし現代人にはそれが不足しているから問題なのだ。

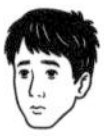

そこで野菜投資が必要ということですね。

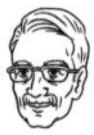

その通り！　しかし、一口に野菜と言っても種類によってもっている栄養成分は多種多様。例えば、1日350g、最高品質のものであったとしても、キャベツだけ食べるのも偏り。トマトだけでも、ケールだけでも、偏っているのだ。ビタミンは現在認められているものは13種類あり、栄養素として必要な必須ミネラル、すなわち食べることでしか摂取できないミネラルは16種類もある。

水溶性ビタミンと脂溶性ビタミン

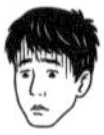

ビタミンとかミネラルってイマイチわからないんですよね。

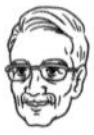

じゃあ、まずビタミンの話から始めよう。炭素を含む大部分の化合物を有機化合物というのだが、生命活動に必要な栄養素のうち、その必要量は微量であるが、人が自分で生成・合成できず、他の天然物から取り入れなければならない有機化合物をビタミンと

言う。一口にビタミンと言っても、ビタミンA、B群、C等々、その機能によって細かく分類され、それぞれの性質から水溶性ビタミンと脂溶性ビタミンに分けられる。

野菜を食べる上で、水溶性と脂溶性を覚えておくことは重要だ。なにしろ調理法を間違えたら、野菜のビタミンの多くを捨てることにもなりかねんからな。

そこで、まずはこの表を見てくれ。

水溶性ビタミン

種類	ビタミンB群 B1、B2、B6、B12、ナイアシン パントテン酸、葉酸、ビオチン ビタミンC
多く含む野菜	赤・青ピーマン　白菜　ほうれん草　タマネギ　パプリカ　キャベツ　ブロッコリー　ケール　レタス　モロヘイヤ　等

脂溶性ビタミン

種類	ビタミンA ビタミンD ビタミンK ビタミンE
多く含む野菜	にんじん　ピーマン　トマト　パプリカ　ニラ　小松菜　なす　ほうれん草　ブロッコリー　等

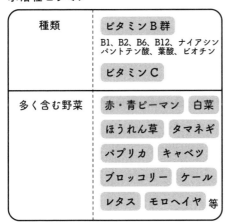

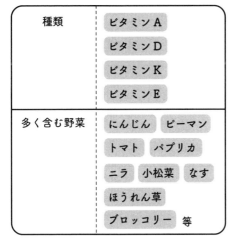

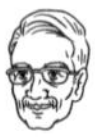

水溶性ビタミンは読んで字のごとく、水に溶けやすいのが特徴だ。洗ったり、茹でたり、水にさらすだけで流れ出ていってしまうのだ。だから水溶性ビタミンを多く含む野菜は生で食べるか、加熱したとしても短時間で調理すると栄養素の損失を抑えられるぞ。
ビタミンだけでなく、アンチエイジングや生活習慣病の予防の効果を期待できる成分ポリフェノールも水に溶けやすい特徴がある。ポリフェノールを多く含むゴボウは、水にさらすことが多いと思うが、さらしすぎると栄養素が逃げてしまう。
それに、せっかくの香りや風味まで水に流して捨てているようなものだ。

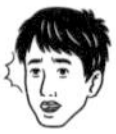

まじか、知らなかった。ほうれん草なんて5分ぐらい茹でていましたよ！

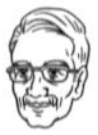

5分は茹ですぎだな。さっと茹でて柔らかくなれば食べるのに十分だ。
一方、脂溶性ビタミンは緑黄色野菜に多く含まれている。油に溶けやすいから炒めたり、オイルをかけたりして油と一緒に摂取すると吸収率がアップする。これらの栄養素は加熱にも強いのが特徴だ。
トマトなんかは生で食べるイメージがあるかもしれないが、どんどん加熱して使うといい。トマトは加熱すると細胞が壊れる。

すると血流改善や生活習慣病予防が期待できる栄養素、リコピンが体内で吸収されやすくなるのだ！

リコピンは油と一緒に摂るとさらに吸収率がアップするから、オリーブオイルで炒めて煮込むトマトソースなんか最高だぞ。

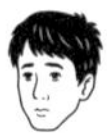

いいっすね。トマトベースのピザとかパスタとか大好きです。ところでこの表を見ると水溶性ビタミンを多く含む野菜って、生で食べづらくないですか？

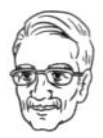

そうだな。しかし、野菜の多くは水溶性ビタミンと脂溶性ビタミンをどちらももつから、生で食べることばかりに意識を向けなくてもいい。

茹でたり水にさらしたとて、全ての水溶性ビタミンが失われるわけではない。

水溶性ビタミンをなるべく減らさずに加熱するとしたら、蒸すのがおすすめだ。

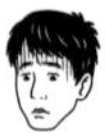

蒸すって面倒だなぁ。蒸し器なんかないですし。

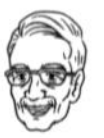

電子レンジでも構わんぞ。シリコンスチーマーという電子レンジ用の蒸し器を知っているかな？

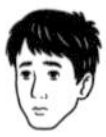

はあ、持っていないけど存在ぐらいは知ってます。

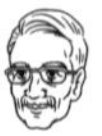

君のような一人暮らしのズボラ青年にはもってこいの便利グッズだぞ。
スチーマーに好きな野菜を数種類、山盛りに詰めて、電子レンジにかけるだけで立派な野菜のおかずが1品完成するのだ！　熱が通ったら好みのオイルやタレ、調味料をかけて食べるだけ。しかも結構な量の野菜を美味しく摂取することができる。

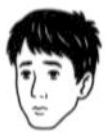

へえ。自分でつきっきりで調理しなくてもいいのはラクですね。

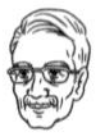

うむ。一度加熱する前に重量を量ってみるといい。1日350gの野菜を摂取するのに、この一品でどのぐらい補えるのかがわかるぞ。
このやり方で調理するときは、火の通り具合が同じぐらいの野菜をいくつか組み合わせるか、通りにくい野菜は薄く切るといい。

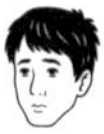

確かにズボラな私にぴったりだ。ラクと言えば鍋とかはなにも考えずに肉も野菜も食べられるから、男同士でも時々やるんですけど、溶け出した水溶性ビタミンは汁に残っていたりしますかね？

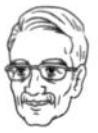

そうだな。残ってはいるんだが、やはり丸ごととはいかない。ビタミンCは熱が加わるとガンガン壊れてしまうのだ。実際のところ、野菜を煮た鍋の汁や味噌汁、スープに残っている水溶性ビタミンは2割あるかないか程度と考えるのが妥当だろう。

　ビタミンCといえば、喫煙者は特に、意識してビタミンCを摂ったほうがいい。喫煙によって身体が受けたダメージを回復するのに、ビタミンCが余計に必要となるのだ。そのため、非喫煙者より1日につき35mgほど多く摂ることが推奨されている。

　君はタバコは吸うかね？

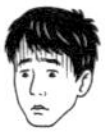

あ、私は吸いません。身近で吸う人といえば、会社の専務です。私は吸わないのに意味もなく喫煙所に連れていかれて、長話に付き合わされてますね。

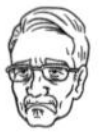

それはよくないな。喫煙習慣がない人でも、周りに喫煙者がいる場合は、少なからず煙の害を受けている。副流煙というやつの影響でな。タバコに含まれるニコチンがビタミンＣの吸収をさまたげ、煙に含まれる成分がビタミンＣを壊すと言われているのだ。

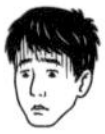

あれだけ不快な煙ですし、やっぱり何かしらの害ってありますね。

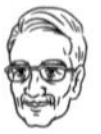

君もタバコの煙を浴びた時はビタミンＣを多く摂った方がいいだろう。副流煙の害が野菜投資の邪魔をして、せっかく三原則を守って投資しているのに十分な効果が得られない、といったことにもなりかねない。

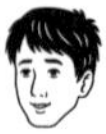

なるほど。じゃあ、元々付き合いたくもない専務なんで、なにかしら言い訳を作って、これからは喫煙所に誘われても断るようにします！

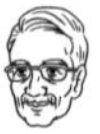

うむ。だが、今までのダメージを回復するためにもビタミンＣは摂取しないとな。ちなみにビタミンＣを摂るならやはり生が一番だ。果物が手っ取り早いが、野菜投資をするならば生の野菜からもたっぷり摂るといい。赤ピーマンや青ピーマンも、薄く切ってサラダがおすすめだ。

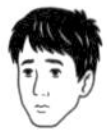

ピーマンね……あの苦みが、じつは子どもの頃から苦手でして。ナポリタンからピーマンだけ除いて食べて、よく怒られていました。

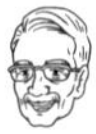

ならば切り方を工夫してみたまえ。

ピーマンには縦に繊維が入っているから、それに沿って切る。輪切りではなく短冊切りや細切りだな。すると、栄養素の流出を防げるだけでなく、細胞が壊れると排出される苦み成分も抑えられ、口に入れた時に苦みを感じにくくなるぞ。

ちなみに、切れ味の悪い包丁でピーマンを切ると細胞が潰されることによって苦みと酸味が際立ち、嫌いな人にとっては食べにくいものとなってしまうから気をつけるといい。

他の野菜の場合も、切れ味の悪い包丁で切ると断面が酸化しやすく、時間が経つと味が悪くなってしまうから、包丁のお手入れも忘れずにな。

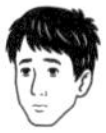

なるほど。電子レンジを活用するのとサラダを作るぐらいならできそうです。しかしそれ以外には野菜を調理するにもどうしたらいいかわからないですね。ろくに自炊なんかしたことなくて。

自炊は野菜投資を効率的に行ううえで、避けては通れない手段だぞ。

野菜投資は自分自身への投資だ。お金はもちろん、手間を惜しんで欲しくない。

たしかに、野菜を食べるというと、作り方という問題が思い浮かぶだろうが、じつは、そこは大した問題ではない。今なら、簡単で美味しそうなレシピは山のように手に入るしな。検索して写真を見て美味しそうと思ったら作ってみる。そこから始めてみればよい。


レシピサイトなんて見たことなかったけど、たしかに調べれば、いくらでも見つかりますね。

微量でも欠かせないミネラル

うむ。じゃあ、説明の続きをしよう。最後はミネラルだな。ミネラルは生命活動に必須な栄養素のうち、酸素、炭素、水素、窒素の主要4元素以外の総称だ。ナトリウム、マグネシウム、鉄など、これらは微量でも人体に欠かせない働きをしている。

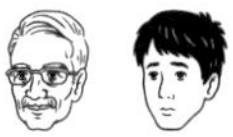

だが、摂りすぎにも注意が必要だ。ナトリウムは主に食塩から摂取される。体内で胆汁や膵液などの材料となるが、過剰に摂ると血圧上昇などのリスクに繋がる。鉄は全身に酸素を運ぶ働きがあり、不足すると貧血になったり不調が起きるが、サプリなどを過剰に摂取すると嘔吐や便秘など消化器系の不調を引き起こすことがある。

やはり基本は食事から適度に摂るのがいいんですね。

まさに。ビタミン、ミネラル以外にも野菜には豊富な栄養素が含まれている。健康維持や生活習慣病予防に役立つ、1万種にのぼるといわれるフィトケミカルのすごさについては次の章に譲るとして、第6の栄養素といわれる食物繊維だって、植物によって含む種類が違う。

色々な種類の食物繊維が、それぞれ消化器系、神経系の機能を向上させたり、肥満や糖尿病、ガンなどの病気を予防する違った働きをするのだ。

ちなみに、植物からはベジタブルペプチドといわれるたんぱく質も結構摂れるぞ。

しかも、これらは、細胞レベルで肝機能が改善したり、免疫機能が調整されたりするなど、それぞれ異なった機能を持っておる。
何にせよ。まんべんなくいろいろな野菜を食べることが大切。ということだ。

なるほど、わかりました。でも、どの野菜にどの栄養素が含まれているなんて、よっぽどの野菜マニアにならなければ、わからないんじゃないですか？

そうだな。たしかに、野菜を食べ続けていれば、君も野菜マニアにはなるだろうが、いきなり「まんべんなく野菜を食べろ」と言われても、難しいだろう。
そこで、こんなものを用意した。これを見よ！

おぉ、こ、これはなんですか？

同じ色の野菜には、似た成分が含まれておる。すなわち、野菜の分散投資とは、この6色を基本にして食べていれば、完璧！　というわけだ。

これは、ありがたい。食卓もカラフルになりそうです。

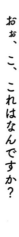

野菜の色	主な野菜	主な栄養成分
緑	ほうれん草 ケール 小松菜 人参葉 フェンネル	フラボノイド（7000種以上） イソチオシアネート（100種以上） インドール カロテノイド（ルチンなど750種以上）
オレンジ黄色	人参 ゴールドビーツ 橙パプリカ	カロテノイド （リコピン、βカロテンなど750種以上）
黄色	ウコン ゴールデンビーツ 黄色パプリカ	ブルガキサンチン、ミラキサンチン ポルツラキサンチン、インディカキサンチン クルクミン、カロテノイド（750種以上）
赤	レッドビーツ 紅大根 赤ピーマン トマト	ベタニン、イソベタニン プロベタニン、ネオベタニン カロテノイド （リコピン、カプサイシンなど750種以上）
白	ごぼう たまねぎ 大根 ねぎ にんにく	アリルスルフィド、アルクチン、 アルクチゲニン、ケルセチン
青／紫	赤紫蘇 紫人参 なす	アントシアニン（500種以上） ロズマリン酸

野菜投資は量・質・彩！

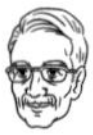

ちなみに、前の図で記した栄養素には、結果的に同じ症状に効果があるものもある。例えば、糖尿病の場合、この図に挙げた多くの栄養素で効果をもたらす。

だが、よくテレビ番組などで「〇〇は糖尿病に効く！」みたいな情報が流されることがあるじゃろ？　あれは正解だが間違いだ。糖尿病に効くのは、その1品だけではない。それぞれの栄養素で異なる動きから糖尿病にアプローチしているのだ。例えばラグビーでも、足の速い選手、力のある選手、パスが上手い選手。それぞれ異なった特徴を持つ人が集まってゴールへと導くわけだ。症状に対する効果も同じ。さまざまな栄養素が絡み合った相乗効果により最大の成果が生まれるのだ。

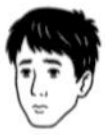

野菜の成分たちが協力して体調を整えている姿を想像すると涙がでます。

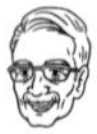

野菜不足問題には量、質、彩の3つの不足要素がある。

量と質の問題は既に話したとおり、正しい野菜積立を実践していればクリアできる。

さらに一歩進んで、もう一つ野菜投資をするうえで欠かせない要素、彩について、分かっていただけただろうか。

はい！　意識して色々な色の野菜を選ぶ。これなら直感的でわかりやすいですね！

そうだろう。買い物に行くときには、レジに行く前にカゴにちゃんと色とりどりの野菜が入っているか確認してほしい。また、夕食の時にその日を振り返り、緑の野菜ばかりを食べているようなら、次の日は赤や黄色の野菜を意識して食べるといい。

私の茶色ばかりの食卓に赤や緑が加われば気分も上がりそうです。

そうだ。食事は目でも楽しみたまえ。

さて。野菜投資の三原則について、一通り伝えた。実践できるかな？

はい、今すぐ野菜を買って帰って、美味しく食べたくてうずうずしていますよ。

よろしい。今の気持ちを忘れず、今日から野菜投資を楽しむのだ！

ありがとうございます。新しい自分に生まれ変わるつもりで、早速実践します！

体が資本の職業の人ほど不健康だという現実

ベジットさん、A青年、ありがとうございました。

野菜投資の三原則について、この章ではお伝えしました。その中で、あなたの普段の生活習慣の延長線上でできそうなこと、かなり意識を変えないとできなそうなこと、があったかもしれません。

野菜投資家への道は1日にしてならず、です。

実際問題、みんな好きで野菜不足になっているわけではないということはわかっています。体が資本の職業についている人ほど、労働環境が過酷で、健康的な食生活をおくりたくてもおくれないケースが多いのです。

例えば美容師さん。美容師さんは立ち仕事で労働時間が長く、休みも少ない。だからこそ体力的に健康でいなければやっていけないのはもちろん、見た目の若さも求められるお仕事です。なぜかというと、男女どちらの美容師さんも、かっこよくなければ指名されないからです。

さらに、他人の体にハサミを持って触るわけですから、心と体が健康であることがデータでも証明されなければなりません。資格をとるとき、就職するとき、転職するとき、開業するとき、その都度、医師の診断書を提出する必要があるのです。

にも関わらず、健康の基本である食生活が疎かになっている人が大変多いのです。仕事中はまともに休憩もとれないから糖分の多いジュースなどでお腹を満たし、帰宅してから、遅くにカロリーの高い物を食べる。これでは健康には遠く及びません。

量・質・彩、3拍子揃った野菜投資をするためには自炊が一番の近道です。しかし美容師さんに限らずシフトで働くパイロットさん、看護師さん、おまわりさん、タクシードライバーの方や、教師の方、その他忙しいビジネスマンの方々。毎日自炊するのが困難な人は山ほどいるでしょう。

ではどうしたらいいか。野菜投資の三原則を実践するのが難しいという皆さんに、私から1つとっておきの提案をさせていただきましょう。

粉野菜のススメ

それが粉野菜です。私が創業した会社、ベジタブルテックは栄養バランスが偏りがちな皆さんに、なんとか旬の野菜の栄養素をそのまま、手軽にとってもらえないかと試行錯誤して、まさに野菜そのものを粉状にした食品を開発しました。

じつは、野菜を原材料にしたサプリは他にもありますが、これは、元の野菜の品質や野菜以外の成分が入っているなどの問題があり、おすすめできる物ではなかったのです。

そこで、加工しても成分は壊さず、食物繊維も残す技術を開発し、採れたての国産野菜を使うことで、質の良い栄養成分そのままの粉野菜を作ることができました。

宣伝だと思われるのも嫌なので、はっきりと申し上げますが、私の理想は、皆様が自らの手で野菜を選別し、美味しく調理し、野菜の素晴らしさを知っていただくことにあります。でも、前述の美容師さんの例のように、どうしても時間的に野菜を摂る余裕がない人もいらっしゃると思います。

そういうときだけ、利用していただく、すなわち、野菜投資の補助としてお使いいただくのが、もっとも有用な利用法だと考えています。

粉野菜には野菜の種類毎に個別のカプセルになっているタイプと、ふりかけ状になっている、2タイプがあります。そのまま持ち運べるので、職場のデスクに常備したり、野菜が不足しがちな旅行先にも簡単に持っていけます。

さらに、粉野菜は彩りも豊富です。普段の食卓に彩りが足りないな、と思ったら、足りない色の粉野菜をプラスしてもらえれば、彩り問題も解決、というわけです。

インターネットで買えるので、毎日の野菜摂取の強力な助っ人として、是非活用してみてください。

どうしても野菜投資が続かない人へ

野菜を食べる生活、本書では「野菜投資」としていますが、これを始めるにあたって、もっとも難題となるのが、人によって努力の幅が違うということです。

元々、野菜が好きな人であれば、何の苦労もなく野菜投資を始められます。また、日常的に野菜を食べている。でも、量が足りない。このような人もそれほど苦労はしないでしょう。しかし、これまで野菜を率先して食べなかった人は、どうしても苦労、努力が必要です。そこで、本章の最後にそのような人のためのページを用意させてもらいました。

まず、野菜をあまり食べない人の食生活を見ると、ほとんどの人が糖質と脂質を過剰摂取しています。なにしろ肉や主食、それにお菓子は、体にとって最大のご馳走。そのため、どれだけ摂取してもお腹がいっぱいになるまで、飽きずに食べ続けることができます。しかし、これは誤った喜び、堕落の快楽です。

皆さんの未来まで考えると、良いことは1つもありません。ですからこの機会に変えていきましょう。

糖質、脂質を過剰摂取するような生活をしている人は、野菜投資を始めても、満足感が得られず、野菜＋いつもの食事となってしまいがちです。なので、大変心苦しくはありますが、最初は空腹感に耐える我慢が必要です。

ただ、体は慣れていきます。ちなみに、肉食男子が野菜投資を始めた場合、だいたい２週間ほどで野菜中心の食事でも空腹を感じなくなるようです。しかし、ここで油断して肉中心の生活に戻すと、肉の美味しさに負けて、元の肉食生活に逆戻りです。

では、どうすれば、肉の美味しさに負けずに、野菜投資を継続できるのかというと、ここは美味しさで勝負です。２０２１年の日本政策金融公庫の調査では、食に関しては健康的なものを選ぶ志向がどの世代でも上昇していることがわかりました。この流れのおかげか、本章でも書いているとおり、実際に、足を使って探すことで、美味しい野菜に出会う機会がここ数年で本当に増えました。

そこで、一ヶ月間もしくは42日間は、思い切り野菜に投資してください。常に美味しい野菜を追い求め一点投資。本章では月に1万円と書きましたが、このような人は、最初の一ヶ月は、値段を度外視して、とにかく美味しい野菜を買う、食べることにお金を使いましょう。

ここで、驚くほどの美味しさに出会えれば「また、あれが食べたい」と、思えるので、肉やお菓子中心の生活に戻ることなく、野菜投資を継続する力になることでしょう。

リアルベジット（著者：岩崎真宏）と
リアルA青年（編集者：佐藤優樹）との対談①

べ：「いきなりクレーム入れていいですか？」

A：「なんでしょう？」

べ：「私、老害の話なんかしてませんけど……笑」

A：「すいません。どうしても未来の怖さにリアリティが欲しくて……」

べ：「まあ、可能性としては否定しませんけど」

A：「なら、これでお願いします！」

べ：「うーん。わかりました」

A：「ありがとうございます。ところで、この話に関係するんですけど、年を重ねてから野菜投資をしても効果あるんでしょうか？」

べ：「もちろんです。1章のコラムにも書きましたが、私は管理栄養士として病院で働いていて、やはり病院ですからお年寄りの方も大勢指導してきました。野菜を食べたら薬が効いたとか治療効果が高まったとかは、当然、お年寄りの方にも成果が出ています。何歳になっても体は野菜の効能を受けられるのです」

A：「それは、嬉しい情報ですね。そういえば、本文中にも出てきましたが、野菜摂取の一日の目標350ｇが調理前の野菜の重さだというのは、目からうろこでした」

べ：「本当にそこは勘違いしている方が多いんですよね。でも、どうですか？　実際調理してみたら350ｇって簡単でしたよね？」

A：「ええ。調理するとだいたい半分から2/3くらいになるので、ちょっと大きめの小鉢くらい。楽に食べれますね」

べ：「そうなんです。この量ならお年寄りでも食べやすい。本当、病院と農家が連携して質の良い野菜を病院で提供したら、相当治療に有用なんけどね」

A：「岩崎さんがその橋渡しになるというのはどうですか？」

べ：「もちろん、それも考えています」

P220へ続く

第3章

もう食べずにはいられない！野菜だけがもつスーパー栄養素

1章では、野菜不足という危機的状況に置かれている日本、そして野菜を摂ることで素晴らしい未来を手にすることができる日本、なによりも「あなた」が野菜を摂ることの大切さ、についてご紹介しました。

そして2章では、実際に野菜投資を始めるための下準備として、野菜投資の三原則を学んだと思います。ここまで読んで既に「やっぱり野菜は大切だなぁ、今度こそスーパーにいってきます!」という方もいるかもしれませんが、ちょっと待ってください。まだまだお伝えしなければいけないことがあります。

1章2章を読んだあなたは、徐々に野菜に真剣に、そして誠実に向き合うようになってきていると思います。ここからはその気持ちに答えるべく、私も医学博士、管理栄養士として、真剣に野菜の栄養素について語ってまいりたいと思います。

さて、本書は野菜を投資に見立てて、野菜を摂る大切さを伝えてきましたが、本章でも同様に投資に倣わせていただきます。

一般的な投資、中でも株の売り買いでは「銘柄選び」がとても大切、というか、それがすべてと言うほどに重要ですが、じつは野菜もそれと同じで、各野菜に含まれている「栄養素(銘柄)選び」が重要になります。

といっても難しい話ではありません。なにしろ野菜の栄養素は、基本的にはすべて「買い」です。この栄養は摂らなくてよいという「売り」の栄養素はありません。

ただし、一点買いをする、すなわち1つの野菜だけを食べ続けるのではなく、とにかく銘柄を分散して野菜を買うこと。ここだけ気をつけていただければ、問題ありません。

世の中に数多存在する野菜の栄養素は、そのどれもが独自の性質や効果を持っていますので、それらをしっかり理解し、バランスよく摂取することができれば、それだけ大きなリターンを得ることができるのです。この第3章では、それら野菜だけがもつスペシャルでスーパーな栄養素を厳選して紹介していきます。

できることなら、野菜に含まれる全ての栄養素を紹介したいところではありますが、到底この本だけでは書ききれませんので今回は、とにかくこれだけ覚えておけば間違いない！ という、よりすぐりのスーパー栄養素をまとめましたので、野菜のもつ栄養素がどれほど素晴らしいかを知っていただき、今後の野菜投資へのモチベーションとしてお使いいただければ幸いです。

これだけは覚えて！　最強の成分「フィトケミカル」

とにかくこの言葉だけでも、覚えてください！　それが最強の成分フィトケミカルです。聞いたことがある人もいれば、フィトケミカルってなんですか？　という方もいらっしゃると思いますので、1から説明していきます。

フィトケミカルとは、野菜を含めた植物が外敵や紫外線など、外からの攻撃から身を守るために作り出した物質の総称です。そのため、フィトケミカルと一口に言っても、野菜によって身を守る方法は異なるため、フィトケミカルにも多数の種類があります。香り成分であったり、色や渋みであったり、辛味やネバネバ成分であったり。しかし、どんな種類のフィトケミカルであっても、共通して言えることがあります。

それが「最強の抗酸化作用」があること。

フィトケミカルの凄さを知ってもらうためにも、少々長くなってしまいますが、最強の証明をさせていただきたいと思います。

「活性酸素」という言葉を聞いたことがある方も多いと思います。人間の体は、各器官や細胞を正常に保つために、常に呼吸をし、取り込んだ酸素が体内のさまざまな物質と結びつくことで、新陳代謝を促したり、免疫力を保つ働きを担っています。本来結びついた酸素は、水素と結合し、水として処理されるのですが、一部の酸素は、しっかりとした結合ができず、不安定な状態になってしまいます。この不安定な結びつきの状態になった酸素が活性酸素です。

悪者として扱われる活性酸素ですが、じつは、少量ならば、体に良い影響を与えるのです。免疫系の1つとして活躍したり、細胞の新陳代謝に貢献したりと、体内を健康に保つために利用されているのです。

しかし、問題は、増えすぎてしまったとき。活性酸素は、安定を求め、さまざまな物質と結合しますが、数が多すぎると生命活動に必要な物質とも結びつき、軽い症状では、皮膚の細胞が傷つけられ、シミやシワが増えるなど、見た目の老化が激しくなる。重い症状となると、ガンになりやすくなったり、心筋梗塞、脳梗塞、パーキンソン病、アルツハイマー病、糖尿病、免疫疾患など、並べるだけでも恐ろしい病気を引き起こしてしまうのです。

活性酸素が増えすぎた状態を「酸化ストレス」と言いますが、活性酸素が増える要因には、紫外線やストレス、タバコや飲酒、運動不足や不摂生な生活習慣、さらには加齢などが挙げられます。

ストレス社会に生き、運動から遠ざかり、仕事に忙殺され生活習慣が乱れている。これらに該当しないという人のほうが、もはや珍しい時代です。すなわち、現代人の多くが、すでに酸化ストレス状態と言っても過言ではないでしょう。さらに老化も原因ですので、年を重ねてしまえば、否応なく酸化ストレス状態になるということも忘れてはいけません。

鉄などの金属が酸素と結びつくと錆びてしまうように、活性酸素の活動は体の中に錆びを作るようなもの。この錆落としとしての役割こそが「抗酸化作用」であり、ここで大活躍してくれるのが、フィトケミカルというわけです。

さて、ここまでフィトケミカルが戦うべき敵「活性酸素」の説明になってしまいましたが、ヒーローの活躍は、ヴィラン（敵）の強さがあってこそのもの。

活性酸素がいかに人体に悪影響をもたらすのか。これがわかれば、次はいよいよヒーローの出番です。

とはいえ、このヒーローじつはまだ正体不明の部分が多いのです。今まで発見されているのは1万種以上といわれ、新たな機能性や新たなフィトケミカルが今でも発見され続けていますが、それでもまだ氷山の一角。野菜をしっかり食べた翌日の「スッキリ感」や「カラダが軽い感じ」といった体感は、未だ未発見のフィトケミカルが働いた可能性もあるのです。だからこそ、ここで書いている栄養素だけを摂ろうと思わずにとにかく色々な野菜にチャレンジしていただきたいのです。

ちなみに発見済みのフィトケミカルは大きく分類すると「カロテノイド系」「ポリフェノール系」「イオウ化合物系」などに分かれます。野菜の栄養素はビタミンやミネラルなど多種多様ではありますが、本章では、野菜の栄養素を語る上では欠かせない最強ヒーロー、フィトケミカル一族の魅力を紹介させていただきます。

「血圧」関係に不安がある人には…

リコピン

栄養素の系統	**カロテノイド系**
色素	**赤色**
効能	**高血圧予防**
代表的な野菜	**トマト、金時ニンジン**

トマトの赤色、あれの正体がリコピンです。カロテノイド系フィトケミカルの中でも特に抗酸化作用が強いリコピンは、同じく抗酸化作用の効果をもつ、βカロテンのおよそ2倍、そしてビタミンEのなんと100倍以上とも言われています。

リコピンはゴマやアーモンドと組み合わせると抗酸化作用がパワーアップします。また、油に溶けやすい性質があるので、油と合わせて食べると体への吸収率が向上します。よってオリーブオイルとトマトを合わせたカプレーゼなんかはまさに理想的な料理と言えます。また、加熱すると細胞壁が壊れ、リコピンが溶け出しやすくなるので、トマトをシチューやスープにしたりすることも効果的です。

西洋では「トマトが赤くなると医者が青くなる」という言葉があるく

らいトマトは健康に良い食材と言われていますが、その熟成度合いによってリコピンの含有量は大きく違います。完熟したトマトは未熟なトマトに比べ、リコピンがおよそ10倍多く含まれているというデータもあります。

リコピンの抗酸化作用には、血液をさらさらにする効果がありますので「最近高血圧が気になる」「血液検査で少し気になる結果が出ちゃった……」なんて人は、トマトをたくさん摂っていきましょう。

蘊蓄《うんちく》研究データ

480日以上育っている鶏は老化が進んでおり、それは卵にまで影響することがわかっています。しかしリコピンを摂って育った鶏とその卵は老化が遅れるという研究データがあります。これは人間も同様で妊婦の方がリコピンを摂取していると、その成分が乳児に伝わり、神経の発達や健康な脳の発達に良い影響を与えることがわかっています。

βカロテン

「風邪を引きたくない！」という人には…

栄養素の系統	**カロテノイド系**
色素	**橙色**
効能	**免疫力向上**
代表的な野菜	**ニンジン、ホウレンソウ**

リコピンに次いで有名なフィトケミカルといえるのが、このβカロテンです。βカロテンの特徴の一つとして、必要に応じて体内でビタミンAに変換される、ということが挙げられます。じつはこの「必要に応じて」というところがとても肝になるのです。というのもビタミンAは体内に蓄積されやすいため、摂りすぎると体に悪影響を及ぼす可能性があります。ところがβカロテンの場合、必要な量しかビタミンAに変換されず、多い分は変換されないまま排出されていくという優れものです。

ちなみにビタミンAは目や皮膚の粘膜を健康に保ちます。また、薄暗いところで視力を保つために必要なものでもあるので、暗い場所で視界を得にくいと思ったことがある方は、もしかするとビタミンAが不足しているかもしれません。またβカロテンには、もう1つ見逃せない特徴として、免疫力を向上させる働きがあるので、寒い季節に長時間外にいるなど、ウイルスが侵入しやすい環境にいたときは、βカロテンの存在を思い出してください。

「最近風邪を引きやすくなった」「風邪の治りが悪くなった」という悩みがある方は、βカロテンが豊富なニンジンを摂っていきましょう。

蘊蓄《うんちく》研究データ

βカロテンは単体で摂った場合と野菜から摂取した場合とで、大きく効果が違います。少し恐ろしいですが、サプリなどから単体で摂取した場合に肺ガンのリスクが上がってしまうという研究データもあります。反対に野菜から摂取した場合は、1日の摂取量が100グラムずつ増加する毎に肺がんリスクが減っていくというデータがありますので、野菜からの摂取がおすすめです。

#「骨密度」に不安がある人には…

βクリプトキサンチン

栄養素の系統	**カロテノイド系**
色素	**黄色**
効能	**骨密度強化**
代表的な野菜	**ミカン、トウガラシ、パプリカ**

βクリプトキサンチンは、βカロテンと同じく体内でビタミンAに変換される栄養素です。また、それ以外にも骨粗しょう症に効果的であるのが注目ポイントです。骨粗しょう症は閉経後の女性が特になりやすい病気と言われており、60代では約5人に1人、70代では約3人に1人が骨粗しょう症であると言われています。

骨粗しょう症は、古くなった骨を壊す「骨吸収」と、新しい骨を作る「骨形成」による骨の代謝バランスが崩れることで、骨の中がスカスカになってしまう病気のことですが、βクリプトキサンチンはこの骨吸収を抑制すると共に、骨形成を促進する効果をもっています。それによって骨密度だけではなく骨の質や代謝の改善にも繋がります。血中のβクリプトキサンチン濃度が高い人は低い人に比べて、骨粗しょう症の発症リスクが、なんと92％も低くなるというデータも出ているほど、その効果には目を見張るものがあります。

「ちょっと転んだだけで骨が折れてしまった」「1年に2回以上骨折した」といった経験がある方はミカンやトウガラシからβクリプトキサンチンを摂りましょう。

蘊蓄《うんちく》研究データ

35～74歳を対象とした、体の健康と血液中のβクリプトキサンチンの濃度の関連を研究したデータをご紹介します。研究結果では、対象者の認知力が低ければ低い人ほど、血液中のβクリプトキサンチン濃度が低いということが観察されました。またこの研究では、同時にβクリプトキサンチンの濃度が高ければ高いほど、体が虚弱になるリスクを下げられるということもわかっています。

「コレステロール値」に不安がある人には…

カプサンチン

栄養素の系統	**カロテノイド系**
色素	**赤色**
効能	**コレステロール値改善**
代表的な野菜	**赤ピーマン、トウガラシ、パプリカ**

「え？　カプサイシンじゃないの？」と、思った方、残念ながらカプサイシンとカプサンチンは別物で、赤ピーマンやトウガラシの赤色の正体がカプサンチンです。似たような名前のカプサイシンは同じくトウガラシなどに含まれる辛味成分の正体です。

カプサンチンの魅力はリコピンと同じく強い抗酸化作用にあります。その抗酸化力はβカロテンの約1.5倍とかなり優秀な数値を示しています。

これは豆知識ですが、カプサンチンが多く含まれる野菜でもっとも代表的なのが赤ピーマンです。赤ピーマンが実はピーマンの完全体ということを知っていましたか？　一般的によく売られている緑のピーマンはまだ成長過程で出荷されているもの、いわばまだ未熟者です。赤ピーマンはそんな緑ピーマンをおよそ7週間ほど成熟させたもので、カプサンチンの量が急増するだけでなく、ビタミンCの含有量も増加します。ビタミンCといえばレモン！　と思う方も多いかもしれませんが、赤ピーマンはその2倍ほどビタミンCが豊富です。カプサンチンも摂れる、同時にビタミンCも摂れる、赤ピーマンはまさに最強の野菜の1つです。カプサンチンの持つ抗酸化作用は善玉コレステロールを上昇させるので「最近コレステロール値が気になる」なんて方は赤ピーマンがおすすめです。

蘊蓄《うんちく》研究データ

カプサンチンは、肥満防止に非常に効果的だと言われています。とある研究では、高脂肪食を与えたマウスと、高脂肪食＋カプサンチンを与えたマウスの経過を観察したところ、カプサンチンを投与したマウスは体重の増加が大幅に減少したことが確認されています。肥満は、近年アメリカで特に深刻化している問題です。日本人だから、と甘く考えずにしっかり予防を心がけましょう。

ルテイン

「最近、暗いところがよく見えなくて」という人には…

栄養素の系統	**カロテノイド系**
色素	**黄色、橙色、赤色**
効能	**視力低下予防、眼の保護**
代表的な野菜	**ケール、ホウレンソウ、コマツナ**

ルテインは人間の身体に存在している栄養素です。どこに存在するかわかりますか？　答えは眼です。眼の黄斑部（網膜の中にある物を見るためにもっとも敏感な部分）や水晶体に多く存在します。

ルテインは体内で生成することができないため食事から摂取し続けなければいけない栄養素です。眼の周りに存在するルテインはもちろん眼に良い効果をもたらします。眼の細胞の酸化や老化を抑制し、病気の発生や視力の衰えの予防に繋がります。さらに近年よく聞くようになったブルーライトも吸収する性質があり、有害な光線から眼を保護する役割もあります。

そんなルテインが多く含まれている野菜として有名なのが、青汁でもお馴染みのケールです。ケールはルテインに留まらずビタミンやミネラルも豊富で非常に優秀な野菜の１つです。それが由来となり「野菜の王様」とも呼ばれています。

「最近視力が弱くなってる」「昔より暗いところがよく見えない」などの悩みがある方はケールからルテインを摂りましょう。

蘊蓄《うんちく》研究データ

視覚機能に関連するルテインについて、海外で非常に興味深い研究データがあります。それは、妊娠中の母体のルテイン摂取状況に応じて、赤ちゃんの初期の視覚発達に影響を与えるという研究です。結果は、母体のルテイン濃度が高ければ高いほど、赤ちゃんの視覚発達に良い影響を与える可能性があるということがわかっています。

「疲れ目」に悩む人には…

アスタキサンチン

栄養素の系統	**カロテノイド系**
色素	**赤色**
効能	**疲れ目改善、疲労回復**
代表的な食材	**サケ、エビ、カニ**

ここだけはちょっと野菜から離れますが、とにかく優秀なフィトケミカルなので紹介させてください。アスタキサンチンです。

サケ、エビ、カニといえば何色を想像しますか？　そう、あの赤色の正体こそが、このアスタキサンチンです。「海のカロテノイド」とも言われているこの栄養素の強みは、体の細部にまでしっかりと届きやすい栄養素であるということです。脳や眼など身体において特に重要な器官は、不要な物質の侵入を防ぐために、栄養素の関所のようなものが設けられています。このフィルターはとても厳重なもので、ビタミンCやビタミンE、βカロテンなどの有名な栄養素でも通ることができません。しかし、このアスタキサンチンはその関所を通れる数少ない栄養素なのです。それだけでもこの栄養素の大切さがおわかりになるかと思います。

ちなみにサケは元々白身魚ですが、激流の川を登っていく時にかかるストレスや疲労に耐える体を作るために、大量のオキアミを食べ、オキアミに含まれるアスタキサンチンによって身が赤くなります。これはイクラにも受け継がれ、イクラが赤いのは孵化するまでの間、アスタキサンチンが紫外線等から卵を守る役割をしています。

野菜だけに留まらずこういった貴重な栄養素を摂取していくことも重要であるということをご理解いただけたら嬉しいです。

蘊蓄《うんちく》研究データ

肥満男性を対象にしたとある研究データに基づくと、アスタキサンチンには体組成（体重や体脂肪）とBMIを減少させ、脂質代謝を改善する効果があるとされています。ですので、なにかトレーニングする際は、その前にアスタキサンチンを摂取しておくと、より効果的になる可能性があります。

「記憶力がなくなってきた」という人には…

ロスマリン酸

栄養素の系統	**ポリフェノール系**
性質	**栄養成分**
効能	**脳機能改善**
代表的な野菜	**ローズマリー、青シソ、赤シソ**

ここからはポリフェノール系フィトケミカルをご紹介します。まず最初に紹介するのは赤シソに多く含まれているロスマリン酸という成分です。この栄養素は、今からおよそ65年にローズマリーから初めて発見されたため、それが由来となりこの名前がつきました。

ロスマリン酸には、脳から発生するドーパミンの量を増やしたり、そのドーパミンの分解と減少を引き起こす原因とされるアセチルコリンエステラーゼの影響を受けにくくするという働きがあります。

そのため、加齢による記憶力の低下、物事への意欲や集中力、注意力の低下といった脳機能の改善に活躍してくれる栄養素です。

また、それ以外にも、脳の萎縮が原因の1つともされているうつ病を和らげる効果があったり、アレルギー性疾患の症状を和らげるといった効果もある非常に優れた栄養素です。

さらに、ロスマリン酸は天然の防腐剤とも呼ばれているほど、抗菌作用や抗ウイルス作用も備わっています。漬物などにシソが使われるのは、まさにこの効果を狙ったものです。

「最近記憶力がなくなってきた」「集中力や注意力がなくなってきた」なんて人は、ぜひロスマリン酸の摂取を意識してみましょう。

蘊蓄《うんちく》研究データ

主に脳へ良い影響を与えるとされているロスマリン酸は、不眠症の治療にも有効な可能性があると示唆されています。ロスマリン酸を摂取したマウスと、そうでないマウスの睡眠を比べた際に、摂取したマウスの方が睡眠と覚醒のサイクルおよびレム睡眠の回数を減少させ、総睡眠時間とノンレム睡眠時間を増加させたという研究データもあります。

「老化を防ぎたい！」という人には…

カテキン

栄養素の系統	**ポリフェノール系**
成分	**渋み**
効能	**ウイルス予防、老化防止**
代表的な食材	**緑茶、紅茶**

今まで紹介した栄養素は、その多くが色素の成分でしたが、カテキンはそれらとは違い渋みや苦味の成分です。カテキンにも抗酸化作用はしっかりとありますが、それ以外の特徴として殺菌作用や体脂肪を減少させる働きをもっています。お寿司屋さんで食後に「あがり」という濃いめの緑茶を出されたことがある方もいると思いますが、あれは単にお口直しや食べ終わりの一休みなわけではなく、生ものによる食中毒を防止するためにカテキンの殺菌作用を利用しているのです。カテキンの殺菌作用は風邪やインフルエンザ等のウイルスへの効果もありますし、虫歯菌への効果もあるので適度に摂り続けることでそういったウイルスからの予防にも繋がります。

また、それ以外でもカテキンは脳の老化を防止してくれる役割もあり、認知症予防に効果的である、という研究データも数多くあります。

カテキンは食事の前後に摂るのが最適で、主食の前ならば野菜と共に摂ることで血糖値の上昇をより緩やかにでき、糖尿病の予防にも効果的です。

「虫歯になりたくない」「老化を防ぎたい！」という人はカテキンをしっかり摂っていきましょう。

蘊蓄《うんちく》研究データ

マウスを使った、とある研究データをお伝えします。カテキンを長期摂取したマウスは、加齢に伴う肝臓や腎臓機能への損傷が軽減され、体の炎症や酸化ストレスが改善されることで、寿命が10％も伸びました。またカテキンは加齢に伴う認知機能低下を抑制することも、この研究でわかっています。

「内臓脂肪」に不安がある人には…

アントシアニン

栄養素の系統	**ポリフェノール系**
色素	**青紫色**
効能	**目の不調改善、メタボ予防**
代表的な野菜	**ナス、紫キャベツ、紫ニンジン**

人は太陽からの紫外線をうけると肌を守るためにメラニンという色素で肌を黒くし、その侵入を防ごうとします。植物も同じように色素を使って紫外線から身を守るのですが、その一種がこのアントシアニンです。例えばナスの場合、紫外線が当たる大部分が紫色になっていてヘタに隠れた部分は紫外線が当たらないので白くなっていると思います。

アントシアニンの効果はルテインと似ていて、主に目の老化予防に作用する栄養素です。視力低下の予防や目がショボつく、ぼやけるといった疲れ目にも有効に働きます。それだけでなく白内障や緑内障といった大きな病気の予防にもなる優れものです。

また、アントシアニンは目に効く以外にも特徴的な効果を持っています。それが内臓脂肪の蓄積を抑えるのに貢献すること、すなわちメタボリックシンドロームの予防に繋がるのです。別名「内臓脂肪症候群」と呼ばれるメタボリックシンドロームですが、40～74歳で男性は2人に1人、女性は5人に1人がメタボまたはその予備軍であるとされています。ただし、アントシアニンは体内で生成することができないので「最近お腹がぽっこり……」「夏に向けて痩せたい！」という方はアントシアニンしっかり摂っていきましょう。

蘊蓄《うんちく》研究データ

アントシアニンには筋肉疲労の回復をはやめる効果があることもわかっています。とある研究では、30人の健康な男性を2つのグループに分け、片方だけにアントシアニンを摂取させ、30分間の運動をした後 その違いを観察しました。結果はアントシアニンを摂取しているグループの方が筋肉痛などの筋肉機能の回復が早いということがわかりました。

ケルセチン

「血流改善」に興味ある人には…

栄養素の系統	**ポリフェノール系**
色素	**黄色**
効能	**血流改善、関節痛改善**
代表的な野菜	**タマネギ、ブロッコリー**

タマネギは血液をさらさらにする。そんな言葉を聞いたことがないでしょうか。その正体こそがこのケルセチンです。

ケルセチンはビタミンPというビタミンに似た働きを持つビタミン様《よう》物質と呼ばれており、主にビタミンCの働きを助ける成分と言われています。

ケルセチンの一番の魅力は、血流の改善です。体の隅々まで酸素を運ぶ役目を担っている血液中の赤血球は、正常であれば自由に変形する細い毛細血管の中を滞りなく流れていきます。しかし活性酸素により血管のもっとも内側にある血管内皮がダメージを受けてしまうと、細胞の間から悪玉コレステロールが入り込み蓄積され、動脈硬化が発生し血管の柔軟性が失われてしまいます。その結果、血液もうまく流れず血流が滞ってしまうのです。ケルセチンは活性酸素から血管内皮へのダメージを防ぐことで、血管と血液の健康に寄与してくれます。また、この効果はタマネギのエキスに含まれる成分と同時摂取するとより高まります。つまり、ケルセチンを摂るならタマネギが非常に効果的です。また、それ以外でもケルセチンには抗炎症作用もあります。歳を重ねるごとに負荷がかかりやすくなる膝や腰の関節痛の症状改善にも効果的です。

「血流を改善したい」「最近膝や腰が痛む…」という人はケルセチンを摂っていきましょう。

蘊蓄《うんちく》研究データ

ケルセチンの研究データは非常に興味深いものが多いです。主に老化との関連を示す研究が多いのですが、ほとんどに共通していることとして、ケルセチンは人間の細胞にあるミトコンドリアの数を増やし、その能力を高めることで、ガン細胞を老化させたり、脂肪増加の阻害、老化細胞を破壊する効果を高めたりすることがわかっています。

「二日酔いが辛い」という人には…

クルクミン

栄養素の系統	**ポリフェノール系**
色素	**黄色**
効能	**二日酔い予防、美容効果、代謝促進**
代表的な野菜	**ウコン、ニンニク**

クルクミンはアラビア語で「黄色」を意味する「クルクム」に由来しています。その名の由来の通り、黄色い染料として使用する地域もあります。

クルクミンはショウガの仲間であるウコンにもっとも多く含まれるとされています。ウコンと言えば、そう、肝臓を助けてくれる性質があります。肝臓は人体で最大の臓器であり「肝心」「肝要」など重要なものを指す漢字にも使われているように、人間にとってとても重要な器官と言われています。

肝臓の主な役割は代謝と解毒にあります。クルクミンは胆汁の分泌を促すことで肝臓機能を向上させます。また、あまり知られていませんがクルクミンには美肌効果もあります。インドではクルクミンを含むウコンを皮膚に塗る化粧品もあるほどです。

さらに近年では認知症の予防にも期待されるという、将来的にもっと大きく扱われる可能性を秘めているのがクルクミンなのです。

ちなみにウコンは和名で、最近ではターメリックのほうが有名かもしれません。ターメリックとニンニク。ということでクルクミンの摂取に一番良いメニューはカレーです。

「代謝を促進したい」「最近二日酔いがきつい……」という人は野菜たっぷりカレーからクルクミンを摂取していきましょう。

蘊蓄《うんちく》研究データ

クルクミンはアルツハイマーの原因ともされているアミロイドβペプチドという成分に結合し、APP代謝というものを阻止または調整する働きがあると、いくつかの研究から報告されており、アルツハイマーの治療に生かせるのではないか、と非常に注目されています。

スルフォラファン

「とにかく健康が欲しい！」という人には…

栄養素の系統	**イオン化合物系**
成分	**辛味**
効能	**血流改善、糖尿病予防、美肌効果、肥満予防**
代表的な野菜	**ブロッコリースプラウト、カリフラワー、キャベツ**

スルフォラファンはブロッコリーをはじめとする主にアブラナ科の野菜に多く含まれている、辛味成分です。アブラナ科の野菜特有の辛味やにおいのもととなるグルコラファニンという物質が切ったり、噛んだり、加熱したりすることで細胞が壊れ、酵素ミロシナーゼと反応することでスルフォラファンが生成されます。

スルフォラファンの最大の魅力は最強といってもいいレベルの抗酸化作用です。フィトケミカル一族の中でもその強さは群を抜いていると言っても過言ではありません。動脈硬化による心筋梗塞や脳梗塞の予防、他には血糖値の上昇抑制による糖尿病の予防と改善、さらに肌の生まれ変わりを指すターンオーバーを助けてくれることによる美肌効果、肥満予防や肝機能向上、そしてなんと胃ガンの原因となるピロリ菌の感染予防にまで効果を発揮します。

スルフォラファン自体は熱に強い栄養素ですが、生成に必要な酵素であるミロシナーゼは熱に弱いので加熱調理をするとスルフォラファンの摂取量が落ちやすくなります。また、スルフォラファンは水溶性ですので、茹でたり、煮たりする場合は茹で汁や煮汁を一緒に摂取しないと栄養素を吸収できないので、注意しましょう。

「自分の体の健康が心配…」という方はスルフォラファンを摂っていきましょう。

蘊蓄《うんちく》研究データ

スルフォラファンはうつ病に効果があるという研究データがでています。また、それだけでなく、世界の人口の約1％が罹患していると言われる統合失調症の認知機能を改善したり、アメリカでは8歳の子供の68人に1人の割合で罹患しているといわれる自閉症の症状改善に影響があるという素晴らしい研究データもあります。

「スタミナをつけたい」という人には…

アリシン

栄養素の系統	**イオン化合物系**
成分	**香り**
効能	**疲労回復、スタミナ向上**
代表的な野菜	**ニンニク、タマネギ、長ネギ**

ニンニクを食べた後の恐怖とも言える口臭。このにおいの正体が、アリシンです。

じつはこのアリシン、ニンニクやタマネギなどに元々含まれているわけではありません。食材を切る、潰す、加熱するなどの調理工程にてアリインという成分が分解されることによってアリシンが生成されます。

つまりアリシンを積極的に摂ろうと思った場合、にんにくのみじん切りや、すりおろしが効果的ということです。

さて、にんにくといえばあなたはどんな効果をイメージするでしょう？

疲労回復、スタミナ向上、血流改善……色々ありますが、すべてその通り！　大正解です。そのどれもがアリシンの効果です。また、それ以外でも血糖値の上昇を抑える効果もあります。

これらの効果はアリシンが体内でビタミンB1と結びつくことで起こるのでアリシンはビタミンB1と一緒に摂取することが望ましいです。ビタミンB1は体を動かすためのエネルギーとなる栄養素で、主に豚肉や大豆やナッツに多く含まれています。ナッツたっぷりの担々麺に豚肉と大豆の肉味噌を乗せ、仕上げにたっぷりのにんにく。野菜投資とはかけ離れたメニューではありますが「スタミナをつけたい」「体に元気を取り戻したい！」と思っている人は、たまにはこんなメニューでアリシンを摂るのもいいでしょう。

蘊蓄《うんちく》研究データ

アリシンは乳ガンに効果があるというデータがあります。アリシンがガン細胞の細胞生存率を低下させ、ガン細胞のアポトーシス（細胞を死なせるための細胞に組み込まれたプログラムのこと）を促進させます。このような効果からアリシンは乳ガンの抗がん剤成分の1つとしてとても注目されています。

私と野菜

佐藤優樹

突然ですみません。私、本書の担当編集者をやらせていただいた佐藤優樹と申します。

本章では、野菜がもつスーパーな栄養素についてご紹介させていただきましたが、じつは、その成果をいち早く享受した人物こそが私であります。

私自身、多くの人と同じように「摂らなきゃいけない」「摂ったほうがいい」と考えてはいたものの、やはり野菜は、どこか遠くで思うもの。といった感じで、率先して野菜を摂るような人間ではありませんでした。

しかし、本書の著者である岩崎さんの慧眼、そして熱意を浴び、今では一日の野菜摂取量350グラムを軽く超えるほどの野菜人へと進化しました。

また、そこだけに留まらず、この本の製作中に得た知識を活かして、野菜検定三級の資格を取得できました。

では野菜にハマった結果どうなったのかというと、私の場合、健康以上に生きる意欲が強くなったことに、驚きを感じています。日々の行動1つ1つの精度が上がり、その結果、世界の解像度が3段階ほど細かくなったように感じています。今までなんとなくでしか理解できなかったものが明確に理解できる。本書の著者である岩崎さんを含め、世の中には、すごい見識を持っている人が大勢いますが、その人達が見ている世界のほんの一端を垣間見た気さえしています。

本来編集者というのは、影の仕事ですから、このような場所で語る立場でないことは重々承知しておりますが、読者の皆様にもぜひ同じ体験をしていただきたく、場違いながら筆を取らせていただきました。

というわけで、私にもこの言葉を使わせてください。

さあ、野菜を食べましょう!

第4章

野菜投資にレバレッジをかける

さて、第1章で野菜投資へのモチベーションを高め、第2章で野菜投資の三原則を学び、第3章で野菜のもつスーパーな栄養素を知っていただいたあなたは、すぐにでも野菜投資を始める準備ができていると言えるでしょう。

もちろん、野菜投資だけでも充分健康になれることは間違いありません。でも、せっかく始めたのならもっと上の世界も見たくなってくるものです。

そこで、本章では、野菜投資においてさらなるリターンを享受するため、野菜投資にレバレッジをかける方法をお伝えしていきます。

レバレッジとは「てこの原理」を指す言葉で、小さな力で大きな力を生み出すという意味で使われます。金融投資の世界では、借入金などを利用してハイリターンを得るときなどに使われます。そのため、ハイリスクハイリターンの印象が強いレバレッジですが、野菜投資におけるレバレッジは超ローリスク、ハイリターン。投資としては、とんでもなく美味しい話なのです。

リターンに関しては、この後のレバレッジ解説でたっぷりお話させていただくとして、先に、リスクを紹介します。それが「トイレの回数が増える」「生活リズムが変わる」「事故の可能性が増える」です。

「え？　なにそのリスク、怖いんだけど」

そう思う人もいるかもしれませんが、なぜ、こんなリスクが伴うのかに関しても、読み進めていただければわかります。この3つのリスクはいわゆる「フリ」というものなので「トイレの回数が増える」「生活リズムが変わる」「事故の可能性が増える」の3つを頭に入れながら読み進めてください。

というわけで、ここで再度、あのお二人に登場していただきましょう。野菜投資家のウォーレン・ベジット氏と、野菜投資生活6週間を超えたA青年です。どうぞ！

スーパー野菜人になる方法

やあ、久しぶりだな。

はい。あれからコツコツ野菜を美味しく食べて、野菜投資も42日を超えました。

ふむふむ、顎まわりがスッキリして顔色もいいじゃないか。

はい！　おかげさまで体重が2kg減り、イライラすることも減って快調です。

早速野菜投資の効果を実感しているようだな。前回話した三原則「長期、積立、分散」に従って野菜投資を実践していけば、仕事や趣味、自分のやりたいことに邁進できる健康の土台ができ、心身はアップグレードされる。6週間も続ければその効果は実感できる。今の君のようにな。もはや君は立派な野菜投資家、野菜人だ。

はい、ありがとうございます。以前、ベジットさんの言うことに反論というか、疑問を投げかけていた自分が恥ずかしいです……。

まあ、よい。なにかを始めるときに不安はつきものだ。逆に考えれば、最初に不安を楯突くことで解消したからこそ、6週間の野菜投資が成されたとも言える。しかし、ここまで来たらもっと野菜投資の効果を上げて、さらなる健康を手に入れたいと思わないか？　野菜人を超えたスーパー野菜人を目指そうではないか。

スーパー野菜人……。怒りによって目覚める例のアレですか。

なんだそりゃ。なにを言っているかわからんが、とりあえず怒りはいらん。スーパー野菜人になるとは、野菜投資にレバレッジをかけることで、野菜の効力を最大限まで受け取れる体になること。そこで、生活習慣の改善に着手してもらいたい。

生活改善……。また、ハードルが高そうですね。

いや、そんなことはない。6週間の野菜投資でみなぎった活力をほんの少しだけ生活改善に使うだけだ。課題は3つ。
「水をたくさん飲む」「睡眠の質を上げる」「運動する」これだけだ！

【レバレッジ1】全ての生命活動の源ー水をたくさん飲む

人間が口にするもので、最も欠かせない物は何だと思う？

えっと（この人、野菜の専門家だし……おべっかでも使うか）、そりゃもちろん野菜ですよね？

馬鹿者！　おべっかなんぞ使うんじゃない！　もちろん、野菜や炭水化物などから得る五大栄養素は、人間が健康に生きるうえで欠かせない成分だ。しかし、これらの栄養素は極端な話、数週間摂らなくても生きてはいける。だが、数日でも摂らないと生きられない物、それが水だ！　すなわち「水をたくさん飲むこと」これが1つ目のレバレッジだ。

水？　水を飲むだけで、野菜の栄養を受け取りやすくなるんですか？

さよう。成人の体の50～60％ほどは水分で占められているのだ。水は人体にもっとも多く存在する物質であるだけでなく、生命活動の全てに関わっている。

体内で適切な水分が維持されているからこそ、私たちの皮膚はしなやかに保たれ、体温が調節され、血液に乗った栄養素が全身にくまなく届けられる。まさに水は命の源だ。

しかし、ハードな運動もせず、暑い日で汗だくにならずとも、ただ生きているだけで体内の水分は絶え間なく失われているのだ。尿や便、汗、呼吸によってな。

え、尿とか汗はわかるんですけど、呼吸でそんなに水分が失われるんですか？

そうだ。1日に300ミリリットル。小さなペットボトル分ほどの水分が、呼吸によって排出されると言われている。

そうして失われる水分をきちんと補給しないと、人体は本来備えている消化、吸収、代謝、排泄と言った機能を発揮できないのだ。外見だって潤いを失う。

これでは、枯れた大地に種を蒔くようなもので、野菜の栄養素も十分に働くことができない。水は健康や美と密接に関係しているのだ！

まさに命の水ですね。1日にどれぐらい水を飲んだらいいんですか？

日本の平均的な気候で普通の生活をしている人の場合、厳密には体格や年齢によっても違うが、大体1日に2.5リットルの水が必要だ。

そんなに!? 結構大変ですね。

この量は純粋な飲み水だけじゃなく、コーヒーやお茶などの飲み物に含まれる水分や、スープや野菜、果物などの食べ物に含まれる水分も含む。それ以外に、栄養素を代謝するとき、二酸化炭素と水ができる。これがだいたい1日に約300ミリリットル強ほど。これらを鑑みると、純粋に飲むべき水分は、1日に1.5リットル程度と考えると良いだろう。

ただ、コーヒーやアルコールなどの飲み物は利尿作用があるため、そのような飲み物を多く摂る人は、少し多めに摂ると意識したほうが良い。

わかりました。これからは水をガブガブ飲みます!

いや、一気に飲んでも排出されてしまうので、いつも手の届くところに水を用意し、こまめに喉を潤すのが理想だ。ただ「目覚めの一杯」これだけは、毎日実践してほしい。

これによって、寝ている間に失われた水分を補給できる。じつは、朝の血液は一番濃く、ドロドロになっているのだ。そのため、血栓ができやすく、脳卒中、心筋梗塞は朝に起こりやすい。このリスクを回避し、さらに、睡眠中に眠っていた胃腸を目覚めさせ、栄養素を消化、吸収する準備が始まる。また自然に便意ももよおされる。まさに良い事尽くしだ。

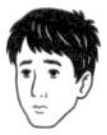

仕事が終わったあとのビールが神の一杯だと思っていたけど、これからは朝の水も神の一杯だと思って飲みます！ それにしても、ずいぶん簡単な生活改善ですね。

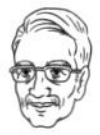

だから簡単だと言っただろう。ちなみに、水分摂取が増えると「トイレの回数が増える」大事な用事の前はしっかりトイレタイムを作るよう、気をつけたまえ。

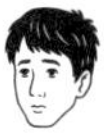

いや、どうでもいいですわ。それくらい。

【レバレッジ2】寝ている間に心身は生まれ変わる―睡眠の質を上げる

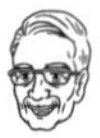

野菜投資効果をさらに上げる2つ目のレバレッジは、睡眠の質を上げることだ。

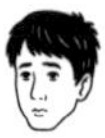

え？　睡眠ですか？　また、簡単な生活改善ですね。

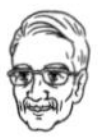

いや、これは人によっては難しいかもしれないぞ。特に最近は、睡眠の価値を低く捉えている人も多い。それこそ、寝る前にスマホを手放さないとかな。これもぐっすり睡眠の弊害となるのだが、その前に、睡眠がいかに大切か。というところから、話していこう。

まず、第一に、睡眠とはメンテナンスとアップデートの時間である。

筋トレをしている人であれば、しっかり睡眠をとらなければ、せっかくのトレーニングやたんぱく質摂取も無駄になってしまう。筋肉の修復が行われるのは、まさに睡眠中。そのため、寝なければいつまでも理想の筋肉はつけられない。

もちろん、筋肉だけでなく、臓器や免疫機能なども、睡眠中にメンテナンスとアップデートが行われているぞ。

免疫機能ですか……。ふと、受験生の頃、寝る間を惜しんで勉強してたら風邪を引いてしまったことを思い出しました。あれさえなければ、僕の人生は……。

人生というのは選択肢の連続だ。1つの選択を誤ったからといって、次からの選択肢を誤らなければ、何の問題もない。これからの選択肢を間違えないためにもレバレッジ睡眠を行おうではないか。

はい！

この話で1つ思い出したんだが、野菜を摂って健康を感じられると、元気になったと勘違いして、趣味や仕事に時間をあてて、睡眠時間を削る人がいる。

だが、これは睡眠時間を削って弱った分、野菜の栄養素が補填しているだけだ。これでは、マイナスをゼロに戻しているだけなので、せっかくの野菜投資が無駄になっている。投資は「今」のために行うのではない。あくまで「未来」に対して行うものだ。このことを自覚してほしい。

さて、突然だが、私は若いと思うかね？

ちょっと何言ってるかわかんないんですけど。

いや、そのままの意味だ。私は今92歳なんだが、いくつに見えるかね？

え？　92歳？　めちゃくちゃ若く見えます！　60歳くらいだと思ってました。

そうだろう。この若さの秘訣が、当然だが野菜とそのレバレッジ効果なのだ。
特に若さに関しては、睡眠が大きな役割を果たしている。その話をしよう。
私たちの体の中では、摂取した栄養素を合成して、細胞が生まれ変わり、骨や筋肉が作られる作用が常に起こっている。しかし、青年期からこの作用は徐々に弱くなり、年を重ねるにつれ働きが鈍くなっていく。筋肉は衰え、肌もたるみ、外見的な老化も進んでしまう。老化は人間である限り避けられるものではない。しかし、わざわざ、老化に拍車をかけてしまう人もいる。それが……。

睡眠不足の人ですか？

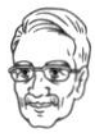

そのとおり。細胞の修復やタンパク質の合成を促すヒト成長ホルモンという物質があるのだが、これは、睡眠中に多く分泌される。そのため、睡眠不足ではこのホルモンが十分に分泌されない。体は修復されず、疲労もとれず、その結果老いが進むというわけだ。

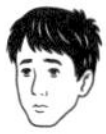

なんか聞いたことがあります、午後10時から午前2時は成長ホルモンが分泌されるゴールデンタイムだからその時間は寝ろって。

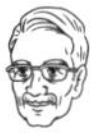

じつはそれは誤解だ。睡眠中は「ノンレム睡眠」と呼ばれる、脳も体も休んでいる深い眠りと、「レム睡眠」と呼ばれる、脳は覚醒して体は眠っている浅い眠りとが約90分の周期で交互に繰り返されると言われている。

ヒト成長ホルモンはいつ寝るかに関係なく、寝付いてから90分後ぐらいに訪れるノンレム睡眠、つまり深い眠りのタイミングで多く分泌されることがわかっている。眠り始めてから最初の3時間程度がゴールデンタイムと言えよう。

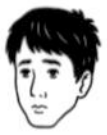

あれ、酵素のときと同じく、私の知識はまた都市伝説でしたか。でも、逆に安心しましたよ、いつ寝てもいいなら。なんせ生粋の夜型なんで。

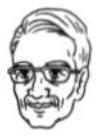

そんな単純な話じゃないぞ。そのヒト成長ホルモンを十分に分泌させ、また脳と体をしっかり休ませるために必要なのが睡眠の質を向上させることだ。

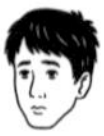

睡眠の質？　枕を変えるとか？　ホットジンジャーティーを飲むとかですか？

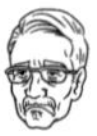

ホットジンジャーティー。お主の口からそんな女子っぽい言葉が出るとはな。彼女の影響か？　ん？　うむ。たしかに、それらの方法も睡眠の質改善には繋がるだろうが、もっと基本的なことを説明しよう。

寝入りばなの眠りが浅いと、十分に成長ホルモンは分泌されない。睡眠の質を上げるには、その最初の段階で、いかに深い眠りに入れるかが重要になってくる。また脳と体の休養とアップデートのためには、ノンレム睡眠とレム睡眠のリズムを中断することなく、まとまった睡眠時間を確保することも大切だ。

そのために実践して欲しいのが、昔から言われているように、規則正しく早寝早起きすること。寝ているのに疲れがとれない、熟睡できない、という人はこの生活リズムをまず見直してほしい。

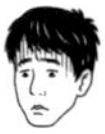

「規則正しく」「早寝」「早起き」全部私の苦手な事じゃないですか！

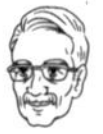

なにかを得ようとするなら現状を改善する努力が必要だということを忘れるな！
なぜ規則正しく早寝早起きすることが大切かというと、これが人間の本来の体のリズムに合わせた生活パターンだからだ。
規則正しい睡眠は、規則正しい生活パターンから始まる。
そして規則正しい生活パターンを守れば体内時計が整う。

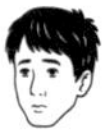

体内時計？

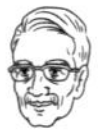

うむ、体内時計とは、一定のリズムを刻み、ホルモンの分泌や体温の調整を自分で意識せずとも行ってくれる、体内にある調節機能のようなものだ。

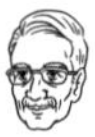

体内時計が整うことによって、全身の器官をコントロールする自律神経も正常に働き、摂取した栄養素の消化、吸収、細胞の新陳代謝もスムーズになり体も整う。

そしてこの体内時計は人間が昼に活動し、夜は休息する前提でプログラムされているのだ。これに逆らって夜更かししたり、寝起きする時間が不規則だったりすると、体内時計のリズムが狂い、体が本来持つ能力が発揮できなくなってしまう。

眠るべき時間に寝なければ睡眠時の体本来の働きが妨げられてしまうのだ。

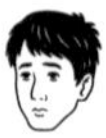

ほほう。どうやったら体内時計のリズムが整うんですか？

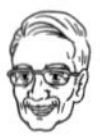

ズバリ朝日だ。

毎日決まった時間に、朝の光を目に入れることによって「気持ちの良い朝」という認識を脳に作らせることができる。脳が朝の光を感知すると、体内時計がリセットされ、体の活動スイッチが入る。

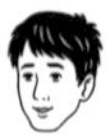

なるほど。目覚めて朝日を浴びて「うーん」と大きく伸びをする。

たしかに、それだけでも元気になったって気持ちになる気がします。

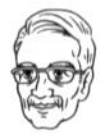

それが大事なのだ。逆に夜に人工的な光を多く浴びていると、この体内時計のリズムが余計にくずれてしまう。だから早寝・早起きを推奨しているというわけだ。

また、夜に質のいい睡眠をとるためには一日の過ごし方も大切だ。休日、グータラ寝転がって動画を見ているだけで終わった。そんな日は、きれいに寝付けないと思う。なにしろ、睡眠は体を回復させるためのものだからな。回復すべきことがなければ、睡眠欲もわかないというものだ。

では、睡眠欲を出すにはどうすればよいかというと、一日を充実させること。これに尽きるが、これは、次のレバレッジ3で詳しく説明する。

ただ、なにも意識しなかったとしても、体内時計の働きによって日の入りから数時間後、起床から14～16時間後に急速にメラトニンという睡眠ホルモンが増える。この増加に従えば、ストンと眠りにつけるぞ。

ちょっと考えてみてほしい。夜ふかしする人でも午後9時か10時くらいに眠気を感じるだろ？

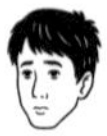

あ、あります。だいたい「寝てたまるか！」ってコーヒー飲みますけど。

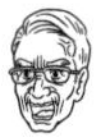

馬鹿者！　体の声を無視するんじゃない！　体の声というのは、体調のバロメーターであり、体調回復における真実である。この声に従って生きるがよい。

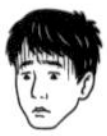

す、すみません。でも、好きな事ができるのは夜だけだったりもするし、将来成功するために寝る間も惜しんで働いたりする人もいると思いますが……。

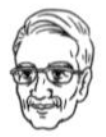

「生活リズムの変化」そこにデメリットを感じる人もいる。だが、将来を考えるなら、好きなことをする時間、残った仕事を片付ける時間、勉強をする時間。これらは、夜ではなく、朝がベストだ！　早起きをして好きなことをしたり働いたりすればよいのだ。つまりこの変化はデメリットではなくメリットだ。

夜の睡眠時間をしっかり確保することによって、脳がシャキッと回復し、肉体もしっかり再生し、エネルギッシュに動ける。だから、趣味も勉強も効率が良くなる。

また、ヒト成長ホルモンの働きで元気な肌まで手に入る。まさに質のいい睡眠は、無料で受けられる高級エステみたいなものだ。しかもそれを毎日受けられる。はっきり言って、睡眠ほど、美容と健康に効果があるものはないぞ。見てみろ、私なんぞ、この歳にして、この肌ツヤだ。私を見れば、野菜投資と睡眠がいかに高い相乗効果を生み出しているかわかるだろ。

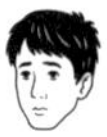

たしかにすごい！　そういえば、私の彼女も高級ではないけどエステに行ったり、化粧品や美容院にもお金をかけ、さらに夜型。これは、二人で一緒に生活改善ですね。

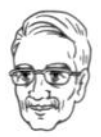

それはいいな。何事も一人より複数のほうが、成功しやすい。特に彼女さんは、美容にうるさい人のようだから、睡眠が、どんな化粧品より美容効果があるということを教えてあげるといい。率先して協力してくれそうじゃないか。

間違いないです！　ところで睡眠時間はどれぐらいとったらいいんですか？

睡眠時間も大切だ。カリフォルニア大学で、ウイルスを感染させた被験者の風邪症状の発症率を調べた研究*があるのだが、その研究では、夜間の平均睡眠時間が5時間以下の被験者は、7時間眠る人と比べて、4.5倍多く発症するという結果が示されたのだ。君が受験生の時に寝る間を惜しんで勉強して風邪を引いてしまったことに通じるだろう。

苦い思い出です……では、普段は8時起きなんですけど、これからは、午後9時に寝て、朝の7時に起きる。こんな感じでやってみます。

いや、それは寝すぎだ。長く寝ればいいというものでもないぞ。

睡眠時間に関しては、こんな研究結果もある。

名古屋大学の研究グループが日本人11万人を10年間追跡して調べた「睡眠時間と死亡リスク」の調査によると、調査期間中の死亡率がもっとも低かったのは男女とも、平日の睡眠時間が7時間（6.5〜7.4時間）の人だった。アメリカでも同様の大規模調査が行われ、

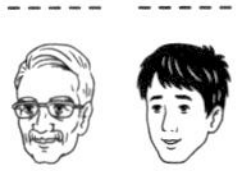

ここでも7時間睡眠の死亡率がもっとも低いという結果が出ている。どちらも7時間睡眠を底辺に、短すぎても、長すぎても死亡率が高く、グラフで見るとU字型の結果になる。まずは起床時間を規則正しく一定にして、そこから換算して7時間前には床に入るようにするといいだろう。

5時に起きると決めたのなら10時には就寝する。これだけ早起きすれば、出社までの時間でいろいろできるだろう。また、休日も朝寝坊しすぎないようにな。

これが実践できれば自然と質のいい睡眠がとれ、体は整っていくはずだ。体を整えるならサウナより睡眠だ！

睡眠で体を整える、か。この言葉を使えば、より彼女も巻き込めそうです。

よし、ならば今日から、睡眠改善に乗り出すがよい。

では、続いて最後、レバレッジ3に移るぞ。これが1日の活動を充実させ、質のよい睡眠に繋がるカギともなる。

*参考：Behaviorally Assessed Sleep and Susceptibility to the Common Cold/Sleep. 2015 Sep 1;38(9):1353-9. doi:10.5665/sleep.4968.

【レバレッジ3】長生きしたければ歩きなさい―運動を習慣化する

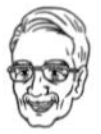

スーパー野菜人になるための最後のレバレッジ。それが運動だ！

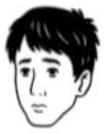

うーん。水はともかく、睡眠、運動って、なんか当たり前すぎません？　むしろ、しっかり睡眠と運動ができれば、野菜関係なく健康になれる気がしますけど。

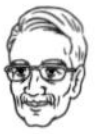

そう、当たり前だ。だが、どうだ？　運動が体に良いことはみんな知っているのに、習慣化できない人が多い。

これは野菜が体に良いことをみんな知っているのになかなか必要な量を摂取できないのに通じるミステリーであろう。

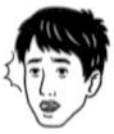

そういえば、私もジムに入会していますが、全然行けてないです。

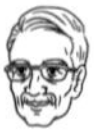

だが、君はもう野菜投資を6週間行っている。どうだ？　昔より体も動くようになってきただろう？

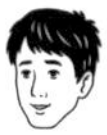

言われてみればそうですね。朝起きて、気だるい感じはもうしないですね。

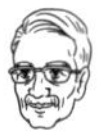

そこまで行けば、体を動かすことも面倒に感じないはずだ。
睡眠、運動は確かに当たり前のことだが、野菜投資をすることで「当たり前のことができない」状態から「当たり前のことができる」自分へと変えられるのだ。ちなみに、世の成功者は口を揃えてこう言っている。
「当たり前のことをやっただけです」
成功者に近づくためにも野菜は重要ということだな。はっはっは。

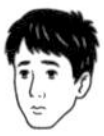

でも、やっぱり運動って面倒に感じちゃいます。

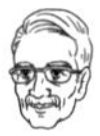

もし、明日地球が滅亡する。しかし、君が毎日運動をすることで、滅亡を回避できるとしたらどうだ？

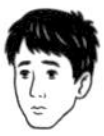

そりゃ、運動しますよ！　地球の未来がかかってるんですから。

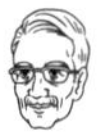

これは、少々大げさな例えだが、運動不足が病気や死に関係があるのは本当だ。こんな資料があるぞ。

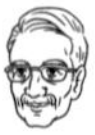

国立がん研究センターが1日の身体活動量と死亡との関連を追跡調査した大規模研究がある。日本人の三大死亡原因といえば、ガン、心臓病、脳卒中だが、男女とも1日の「身体活動量」が多いほど、3〜4割程度死亡リスクが低くなることが報告されているのだ。

つまり、若いからといって運動をしないと、あとで後悔すると言えよう。

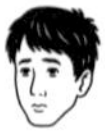

野菜投資と同じで、今は必要性はさほど感じなくてもあとで響いてくるわけか。

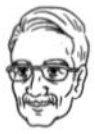

いや、運動投資は野菜投資以上に成果を早く確認できる。

まず、動かず安静状態のとき、細胞は無駄なカロリーを消費したくないから「代謝を落としていいよね」と認識してしまうのだ。

これを「節約モード」と名付けることにしよう。

そして、運動をすると、細胞に刺激が与えられ、細胞間での栄養素のやりとりが、頻繁に行われる。その結果、細胞が適度に元気な状態を保つことができるのだ。

これを「熱血モード」と名付けよう。

このモードに移行すると、栄養素を運ぶため血流が良くなり、酸素も全身を巡る。すると血液のもつ熱エネルギーが体に巡り、冷えや肩こりも改善、腸も活性化して、代謝も向上する。

ま、一言で言えば「元気になる」ということだな。動かない一日より体を動かしたほうが体調が良い。という経験は誰もが持っていることだろう。これこそ、熱血モードの恩恵であり、運動投資が即日リターンを得られる理由だ。

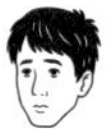

なるほど。確かにジムに行った日の翌日ってなんか動きがいいんですよね。

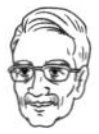

ちなみに、野菜投資で栄養分を摂った状態を例にすると、節約モードのままだと、せっかく摂った栄養分も使わないまま排出されてしまう。しかし、熱血モードに移行すれば、細胞が栄養分を欲するため、野菜のもつスーパーな栄養素の効果が体中でいかんなく発揮される。スーパーな栄養分はスーパーな血となり、スーパーな骨となり？

こうして、スーパー野菜人に覚醒する！　と。

そのとおり！　だが、運動は栄養素を活用する起爆剤だ。より、体の流れをスムーズにする「水」そして、体の機能を正常に戻す時間である「睡眠」これらが一体となって、体に良い循環をもたらすというわけだ！

なるほど。この好循環が、スーパー野菜人の秘密というわけですね！
それで、どんな運動をどのぐらいしたらいいのでしょうか？

ここでは厚生労働省「健康づくりのための身体活動量基準２０１３」を参照して解説しよう。運動量にはスポーツで体を動かすことだけでなく、日常の家事や散歩、移動時に自転車をこいだり、階段を上り降りする身体活動を含めて構わない。
ＭＥＴｓ（メッツ）という言葉を聞いたことはあるかね？

メッツ……それはなんですか？

運動や身体活動の強度を示す単位だ。安静時を１メッツとし、ある活動がその何倍のエネルギーを消費するかを表したものだ。

普通に歩く運動が3メッツにあたるのだが、18~64歳の場合、この歩行と同等、つまり3メッツ以上の強度の身体活動を毎日60分以上行うことが健康づくりの基準とされている。歩数に換算すると1日当たり約8千~1万歩程度だ。

体重60キロの者が1日1万歩歩くと、およそ300kcalのエネルギーが消費されるということになる。

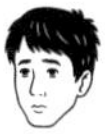

へえ、トイレまで歩いたり日常の動きも入れれば1万歩ぐらいは行きそうだな。

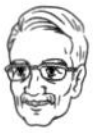

うむ。よっぽど寝てばかりでなければ1万歩はクリアできるだろう。

歩く以外にも、電動アシストつき自転車に乗ったり、家財道具の片付け、台所の手伝いをする活動も3メッツにあたる。とにかく、じっとしているよりなにか活動をすればエネルギーは消費される。

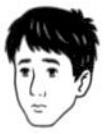

多動であれ、ということですね。

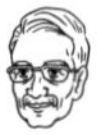

そうだ。さらにこれより強度のある、息が弾み汗をかく程度の運動を週に60分程行うことが推奨されている。例えば球技や水泳、ジョギングなどだ。

ラジオ体操を真剣にやるのでもいいだろう。60分を1回ではなく、20~30分程度の運動を2、3回するのもありだ。これらの息が弾むような運動は有酸素運動と言われ、酸素を消費して脂肪や糖質をエネルギーに変えて燃焼させる効果がある。

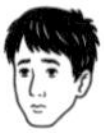

息はあまり弾まないですが、筋トレも運動に含めていいのでしょうか。

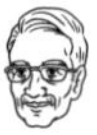

もちろん筋トレも運動だ。強度によって3.5~6メッツ程度消費できる。それに筋肉が増えると、基礎代謝量も増加し、効率的に糖質や脂質が燃焼されやすい体になるというメリットもある。

しかし逆に、体に十分なエネルギーの蓄えがない状態で筋トレを行うと、エネルギーを確保するために筋肉が分解され、その結果筋肉が減少してしまうから、無理な食事制限をしている人は注意が必要だ。

身体運動のメッツ(METs)表

運動活動	METs	生活運動
	1	安静に座っている状態(1.0) デスクワーク(1.5)
ヨガ・ストレッチ(2.5)	2	料理、洗濯(2.0)
ウォーキング(3.5) 軽い筋トレ(3.5) 農作業 米の作付け(3.8)	3	犬の散歩(3.0) 掃除機かけ(3.3) 風呂掃除(3.5)
水中ウォーキング(4.5) ゴルフ(4.8)	4	自転車(4.0) ゆっくり階段を上る(4.0) 通勤や通学(4.0)
かなり速いウォーキング(5.0)	5	リスを追いかける(5.0) 動物と活発に遊ぶ(5.3) 子どもと活発に遊ぶ(5.8)
山登り(6.5)	6	
ジョギング(7.0)	7	
サイクリング(8.0)	8	階段を速く上る(8.8)
サッカー(10.0) なわとび(12.3)	10-12	

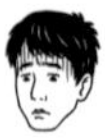

筋トレして筋肉増やそうとして、逆に減ってしまうなんて。気をつけねば。

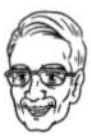

君の場合、逆に筋トレしたことに満足して、終わった後でドカ食いしてしまうタイプじゃないか？

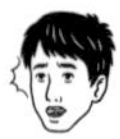

ギクッ！　よくご存知で。

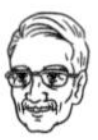

食事と運動、両方からアプローチするからこそダイエットにも健康にもいい循環が生まれるのだ。口を酸っぱくして言うが、片手落ちにならんようにな。

話を戻そう。筋トレをやる場合、適度な重さのダンベルなどを使って、胸、下肢、背中の筋肉を使う動きをそれぞれ8〜12回行う。それを2〜4セット繰り返すのがいい。それを週に2、3回行うのが理想だ。強度が強すぎると腰や各所の関節を痛めることに繋がるからやりすぎも良くないぞ。

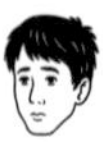

なるほど。やり過ぎどころか、私はジムには週末に1回だけ、行ったり行かなかったりという状況なので足りていないってことですね。

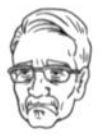

全く足りていない。

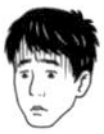

平日は仕事が忙しいし、なかなか運動する時間が確保できなくて。

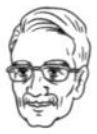

すぐに言い訳するのは君の悪いクセだ。日常には運動になる投資対象が溢れている！

時間がないなら時間がないなりの解決策を考えるのだ。

例えば、運動が足りないと寝付けないだろうから、寝る前にヨガや柔軟体操、ストレッチなどをすればいい。これは、テレビを見ながらでもできる。

歯を磨きながら、屈伸運動をしてみる。日中は、エレベーターを使わず階段を使う。

たまには立って仕事をしてみる。どうだ？　探そうと思えば運動の種はそこら中に転がっているものだ。

ただ、これらの運動もおすすめだが、やはり、それ以上に心がけて欲しいことは、歩くことだな。

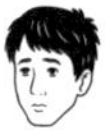

歩く！　原始的ですが歩くだけならなにかのついでにできますね。

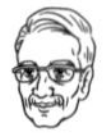

そうだ。意識して歩数を増やすのだ。例えばさっきのメッツの話でいえば、駅や建物の中で、エレベーターに乗った場合1.3メッツだが、階段をゆっくり上ると4メッツ、速く上ると8.8メッツ。エレベーターにただ乗っているのに比べて、約7倍のエネルギーを消費することができる。

また1人で黙って食事をすると1.5メッツだが、誰かと会話しながらだと2メッツの消費量になる。子どもやペットと遊ぶのだって2~3メッツだ。一人暮らしの人はこういう他者との関わりも少なくなりがちだから、より意識的に活動量を増やすといい。君は東京に住んでいるのだろ? ならば、30分程度の道のりならバスやタクシーを使わずに歩いたり、犬の散歩を長めにしたり、家の掃除を運動だと思ってこまめに行うのもいい。さらに、1つ前の駅で降りて、歩いて帰れば、ちょうど足りないメッツを補えるだろう。

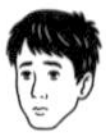

わかりました。ちょうどハマってるラジオ番組がいくつかあるから、それを聞きながら帰ります。

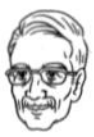

ちなみに、日頃あまり運動をしない、という人の中には、栄養が足りず体の調子がよくないために、結果的に運動嫌いになってしまっている人も多い。そのような人は栄養

を整えるだけで、案外簡単に運動習慣が身についたりもするものだ。

そして、運動する習慣が身につけば自然と外に出る機会が増える。同時に増えるのが「交通事故にあう確率」だ。そこだけは気をつけたまえ。

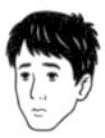

え、それが運動することのリスクですか？ 遊びに出かけたって、車に乗ってたって交通事故にあうときはあいますけど、リスクってそんなもんですか？

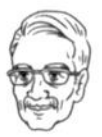

そんなもんだ。わかっただろう、野菜投資におけるレバレッジは超ローリスク、ハイリターンだと。

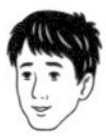

野菜を美味しく食べ、超ローリスクのレバレッジをかけて、健康そして幸せというハイリターンを得る。マジで美味しい投資っすね。

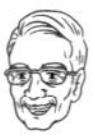

そうだ、野菜投資はとんでもなく美味しいのだ!!

健康リテラシーを上げることが最大のレバレッジ

ベジットさん、A青年、ありがとうございました。

水、睡眠、運動。このレバレッジをかければ、野菜投資の効果が上がり、驚くほどに心身の調子の良さを感じることができるでしょう。

しかし、たまにこんな人がいます。

「いや、そんなに実感できなかったよ。本当に効果あるの？」

でも、そのような人に、しっかり話を聞いてみると、結局「やってるつもり」だっただけで実際は……。ということばかりです。

本書で書かれたことを実践できれば、必ず効果を実感できます。

そして、効果を感じ始めたら、もう1段階、意識を上げて、より健康について考えていただきたいのです。

これまでに紹介した野菜投資を始めてレバレッジをかける。というのは、確実な健康を手に入れる間違いのない方法です。しかし、健康ということをもっと深く深く考えた場合、本書に書いていることは、まだほんの入口に過ぎません。

例えば、野菜の栄養素1つ取っても、本書では「抗酸化作用がある」「こんな症状に効く」という情報だけです。しかし、健康を極めようとするならば　この栄養素は体の中でどのような細胞に働きかけて、どのように効いていく。など、機序についても学ぶことができます。

そこで、少しでも健康を実感できたら、こう思ってください。

「どうして、自分は健康になれたのだろう？」

この気持ちがあれば、さらに知識の泉の水を飲みたくなってくることでしょう。

栄養学を始めとする健康になるための知識は、生きて行くために必要な学問です。これを学ぶか学ばないかで、人生に大きな差が生まれるのです。

このことをわかっていただくために、かの福沢諭吉先生の教えを紹介させていただきましょう。

「学問のすすめ」にこう書かれています。

知識のある、なしで富にも健康にも雲泥の差が生まれる！

「天は人の上に人を造らず、人の下に人を造らず」

これは「世の中の人はみんな平等である」と言っているのではありません。

この文のあと「と言われている」と続くのです。

もう少し読み進めると「世の中には、賢い人も愚かな人も、金持ちも、身分の高い人も、低い人もいて、雲泥の差ができている」ということが書かれています。

そう、人は生まれながらにして平等と言われているが、実際は差がある、というのがこの文の主旨なのです。

そして、その理由は「学ぶか学ばないかによってできるものだ」で締められています。すなわち「学問の力があるかないかによって、違いができるだけで、天が生まれつき定めた違いではない」と福沢先生は仰っているのです。

福沢先生は実学、つまり生活の役に立つ学問を学ぶことがいかに大切かを強調しています。

個人的には、栄養学などを含む健康に対する知識は、読み書きや計算といった、学校で最初に習う学問に劣らず、いえ、命に直結しているのですから同等か、それ以上に大切な実学であると考えています。

しかし、栄養や健康については学校では詳しく教えられることはありません。そして、そのまま大人になり、自身の健康に自信がなくなったときに初めて、健康に目を向けることになりますが、悲しいことに、多くの人が健康学のベースがない。その結果、方法論に走ってしまうケースが多々あります。

例えば、この食品だけ食べていればガン予防になる、この器具を身につけるだけで痩せる、このコスメを使えば肌が綺麗になる、といった具合に、世間には便利な健康食品やグッズが溢れています。

こういった商品に出会った消費者は、知識がないのをいいことに、マーケティング手法で買わされていることがとても多いのです。

また、稀に、本当に効果がありそうなもの。例えば、糖質オフや体幹トレーニングなども、多くの人は、知識がないため、適切に行えず、効果が発揮されないまま飽きてしまい、ウソの健康法と同じように、うまくいかなかった方法の1つと認識されて終わらせてしまいます。

では、なぜ、このような方法論を信じてしまうのでしょう。

最初に楽な方法を覚えると、人は行動しなくなる

それは、人間が根本的にラクをしたい生き物だからです。

アメリカのオレゴン州の肥満成人を対象にした面白い研究*を紹介しましょう。

被験者を3グループに分けて、運動のやり方と食事の摂り方を指導してダイエットをさせたのです。そして、この中の2グループにサプリを渡します。

1つ目のグループには「これを飲めば絶対痩せます」と伝えます。

2つ目のグループには「あなたが受け取ったサプリは効くか効かないか半々の確率です」と伝えます。

そして、3つ目のグループにはサプリは渡さず、経過を観察したのです。

プラセボ効果というのを聞いたことがありますか？　効き目ある成分がなにも入っていない薬であっても、患者が「この薬は効く」と思い込むことで、病気の症状が改善することがあり、これをプラセボ効果、日本では偽薬効果とも呼ばれています。この実験でも渡したサプリは偽物で、何の科学的効果はありません。

さて、この実験。運動と食事をしっかり指導しているので、それに偽物とはいえサプリを飲

んでいるという気持ちもあるので、いちばん痩せたグループは「絶対、痩せる」と言われたグループかと思いきや、いちばん痩せたのはサプリなしのグループで、いちばん痩せなかったのが「絶対、痩せる」と言われたグループでした。

じつは、サプリを飲んだグループは、サプリの効果に頼るあまり、基本である正しい食事と運動を疎かにしていたのです。

＊参考：Kimberly M Tippens et al. J Evid Based Complementary Altern Med. 2014 Jul;19(3):181-188. Expectancy, Self-Efficacy, and Placebo Effect of a Sham Supplement for Weight Loss in Obese Adults

正しい知識を手に入れるには

しかも、彼らは結果がでないときに、サプリの効果を疑うかというと「もっと摂れば痩せるはずだ」と、逆により依存するようになったのです。そうしてどんどん自分でなにもしなくなっていった結果、ダイエットは成功しませんでした。

この結果からなにが分かると思いますか？　それは最初に楽な方法を覚えてしまうと、人は必要な行動がとれなくなる、ということです。

逆にサプリを摂らずに食事と運動法だけを実行した人たちはどんどん痩せていきました。自分が行動した結果、確実に効果が現われ、さらに行動していく。

これが教育の力であり、難しさです。

212ページで健康に対する意識を1段階上げて欲しいと書きましたが、基本を学ばずネットやクチコミで知識を得ようとすると、上記の実験のように、偽情報を掴んでしまう可能性だって考えられます。では、何から学べば良いのかというと、本来は元ネタとなる学術論文や専門書を読むこと、が間違いのない方法の1つです。

しかし、難点として、専門用語が多すぎて難しいという点があります。そこで、健康学に自信がない人にもおすすめなのが、専門家をメンターとすることです。

とはいえ、これもまた身近にそのような専門家がいないという人が大半でしょう。

ではどうしたらいいいか。そんな日本人の栄養リテラシーを高めるために私は「栄養コンシェルジュ® 資格講座」というものを開講しました。この講座は実生活に活かせる内容に特化したプログラムで構成され、まさに栄養学の王道を学べる場となっております。もし、本書の野菜投資を始め、レバレッジをかけ、次の段階に進みたいと思ったときは、こちらの講座もぜひご活用ください。

リアルベジット（著者：岩崎真宏）と
リアルA青年（編集者：佐藤優樹）との対談②

べ：「もう1つクレームいいですか？」

A：「なんでしょう？」

べ：「あの、僕、リアルベジットって書いてますけど、ベジットさん90代じゃないですか。僕40代ですよ？」

A：「それはすいません。でも、ここでフォローしたのでOKということで」

べ：「……はい。わかりました」

A：「でも、40代にも見えませんよ。肌もきれいだし30代前半に見えます」

べ：「ありがとうございます。そういえば肌で思い出しましたが、もう1つ補助的なレバレッジ法がありました」

A：「え？　なんですか？」

べ：「お風呂です。お風呂に浸かれば全身の副交感神経が刺激されて全身を抱きしめられているのと同じくらいの幸福感や安心感を得られるんです」

A：「なるほどなるほど」

べ：「あと、ゆったりした食事も副交感神経を刺激し、安心感と幸福感が満たされます。ストレスが溜まると食べて発散したくなりますよね？　これが良い例です」

A：「たしかに、私もたまに発散してます（笑）」

べ：「旅行先でゆったりと温泉と食事。これは健康面でもメンタル面でも最高の極みです。しかも一人ではなく家族や友人、パートナーと一緒であれば相乗効果が生まれます」

A：「なるほど！　では、発刊したら行きますか！」

べ：「いいですね。では、打ち上げは温泉で（笑）」

最終章

俺の話を聞いてくれ！

ここまでお読みいただきありがとうございます。

でも、まだまだ私の野菜への想いは止まりません。1章の最後、52ページで私の想いが暴発してしまいましたが、最後にもう一度だけ爆発させてください。

前章でも少し触れましたが、この最終章でも福沢諭吉先生の言葉の一部を引用させていただきます。長いですがお付き合いください。


人を勧誘して悪に陥れようとしても100パーセント成功するわけではないのだから、これを逆に善行に導こうとしても、必ず成功する保証はないはずである。

つまり、個人の心の善悪は、各人の工夫によるもので、第三者が自由自在に与奪できるものではない。

道徳の大前提は、その善の発達を妨害しないことだけだ。

家族や友人の間で善行を奨励するのは、善心を妨害する障害物を取り除く方法を教え、本人の工夫で自己本来の善行に立ち戻らせるだけなのだ。

よって、道徳は人力の教化だけで達成できるものではなく、学習する側の工夫によって発

達するものなのである。

これはどういう意味かというと、結局あなたがやらないとなににもなりませんよ、というお話です。野菜に投資をして継続的な健康というリターンを手にするか、それとも今のままたまに不安になりながらも、なるようになるかと、いつも通りの日常に戻っていくのか。

例え他人になにを言われようが、この本を何度も読み返そうが、結局のところ野菜を食べるのはあなた自身であって、そのリターンを得るのもあなた自身です。

野菜の知識を与え、興味をもってもらい、食べる意欲を湧かせることまでは、この本でできますが、それから先は残念ながらあなたしか変えることができません。あなたの歩んでいくであろう、野菜道の障害物はこの本が全て取り除いてくれます。あとは歩くだけ。

さぁその一歩を今日から踏み出してください。

あなたが踏み出したその一歩は、あなただけの世界では終わりません。

健康は伝染する、という事実をあなたはご存知でしょうか。

とある論文によるデータなのですが、職場の健康に関する調査をしたところ、一人の社員が健康的なライフスタイルをしている場合、その同僚の健康意識も高まるという結果が出ています。同僚の野菜摂取量が増え、あわせて運動量も増えるのです。

実はこれもまた福沢諭吉先生の言葉に通ずるところがあります。以下は福沢諭吉『学問のすゝめ』より抜粋した文章です。


人が生まれたときは、何にも繋がれず縛られず、男は男、女は女として、自由であるけれども、ただ自由とだけ言って、「義務」を知らなければ、わがまま放題になってしまう。その義務とは、天の道理に基づいて人の情にさからわず、他人の害となることをしないで、自分個人の自由を獲得するということだ。

自由とわがままの境目というのは、他人の害となることをするかしないかにある。自分のお金を使ってすることなら、自由であるからかまわない、と思うかもしれないけれども、ある人がやりたい放題やるのは、他の人の悪い手本になって、やがては世の中の空

気を乱してしまう。

つまり、あなたの健康はもはやあなただけのものではないのです。自分の体だから自分勝手に好き放題してもいい、暴飲暴食を繰り返し、悪循環な生活環境で生きている、それらは他人の悪い見本となり、他人の健康、引いては世の中の不健康を招いているのです。

これは子育てにも言えます。親であれば、元気にたくましく生きてほしいと望む人がほとんどでしょう。では、そのような子どもに育てるには、何が必要でしょうか？

それは、背中です。そう、あなたの背中です。

あなた自身が健康に留意し、模範となることができれば、子どもはその背中を追い、口で伝えずとも自然と、あなたが望む成長を遂げてくれるものです。

食事への意識や食事の記憶に関しても、おもしろい研究データがあります。

テレビを観ながら、読書をしながら、ゲームをしながら、というような、食事から意識を背けがちな「ながら食事」は食べる量が増加します。つまり食事以外に注意が散漫になってしまうと過食してしまうということです。

また、ビュッフェで食べている最中に次々と皿を引き上げていったり、アルコールを飲んだ後のグラスやボトルをすぐに片付けながら飲酒した、というような、どれだけ食べたのかを記憶できない場合も過食に繋がります。これらのことから食事への意識や記憶は摂取量を正しく調節してくれるというメリットがあります。

食事に意識を向けるためのきっかけになる言葉、それが普段あなたも言ってるであろう「いただきます」と「ごちそうさま」です。

いただきますは、食事の始まりの合図だけではなく、季節に思いを巡らせたり、料理に込められた心を感じる準備ができた、という合図です。また、ごちそうさまは、ただ食べ終わりの合図ではなく、さっきまで生きていたかもしれない生命が、食材にかわり、そこから多くの人たちが関わって確かに私の体に届けられました。おかげさまでこれからも引き続き生きていくことができます。という感謝の合図です。全ての食事はご縁であり、少しも雑にできない、とても尊いものなのです。

食事に意識を向けるということは、過食を防ぐだけには留まらず、たくさんの恩に気が付くきっかけでもあり、それがまたあなたの心身の健康へと繋がっていきます。

栄養学というのは、科学だけではなく、心理学だけでもない。科学も伝統も歴史も文化も自然環境も全てひっくるめて、今どういう風に食べていけば心身の健康に繋がるのか、どんな生き方をしていくべきなのか、というものを見定める実学なのです。だからこそ私は栄養学を学んできたし、その中でも現在もっとも課題とされている野菜というテーマを今回本にしようと決意しました。

私は、栄養学には人の心を近づける力があると思っています。例えば前頁に書いた「ながら食事」ですが、食事が孤食になると、どうしてもそうなってしまいがちです。食事を粗末にし、間食も増えます。

しかし、誰かと一緒にいただきますをすることで「この料理はここが美味しい」「次はこれを食べてみよう」「このソースまた作ってみよう！」など自然と食事を意識する会話が生まれます。同じ釜の飯を食う、という言葉がありますが、あれはまさしくその通りで、例え初対面だとしても会食で一回ご飯を食べるだけで、その人との距離はすごく近くなります。同じ食べ物を食べ、それが血液を巡り体のどこかで同じ材料に変化しています。つまり一緒にご飯を食べるというのは、その場の雰囲気を共有することだけでなく、体を作りあげる成分の共有の場にもなっているので、体の構造が近くなるのです。

このように栄養には、体の距離と心の距離を両方近づける力があります。また一緒にご飯食べよう。また一緒にどこかに行こう。となるわけです。

人によってはたかだか栄養でしょ、ただの成分でしょ、と思う人もいるかもしれませんが、されど栄養です。健康だけでなく、その人の未来を輝かせる力が栄養には秘められています。

世界に飢餓なんてあってほしくないし、それを救えるのも栄養の力だけです。

何度でも言いますが健康が伝染するのは紛れもない事実です。一人一人の健康が周りに伝染し、またその周りに広がり続けることで街が明るくなり、地域が明るくなり、日本が明るくなり、そして世界中の明るい未来を作り上げます。

野菜は最強のインベストメントである。この本のタイトルはこれだけの私の想いの、ほんのわずかな入り口部分でしかありません。

ですが、それでもこの本からご自身の健康を見つめ直してくれる人が生まれることを心から願っています。

パーフェクトな健康オタクになってください、とは言いません。まずはできる範囲から、さあ、野菜を食べましょう。

栄養・健康のことなら

栄養コンシェルジュにおまかせあれ!

本書はいかがでしたでしょうか。

「ためになった!」「おもしろい!」「野菜を食べてみようと思います!」そんなことを思っていただけたら、この上なく嬉しいです。本書の中でも少し書きましたが、私は一人でも多くの人の健康的な人生を実現させるために、一般社団法人日本栄養コンシェルジュ協会を、北京オリンピック男子陸上銀メダリストの朝原宣治さんらと共に立ち上げ、日々活動しています。また、野菜を食べて健康的な人が増えれば、日本の農業もさらに活性化するだろうという夢をもって、農家さんと一緒にベジタブルテック株式会社も設立し、野菜のもつ力をより多くの人に届ける「新しい野菜屋さん」としても活動しています。

さて、本書の中でもさんざん私の野菜愛は語られていますが、個人的にはまだまだ話し足りないです(笑)この本はあくまでも、入り口にすぎません。これから健康的な生活を意識しよう! 周りの人のために健康にならなきゃ! そう思っていただいた人がきっといると信じてます。

そこで今回この書籍をお読みいただいた方限定で、栄養コンシェルジュ協会の理事である私、岩崎真宏と直接やりとりができる特別な窓口をご用意させていただきました。健康や栄養学に興味がある人は、ぜひ私と繋がっていただけると嬉しいです。

そして、皆さまとの出会いを記念して、細やかながら私からのプレゼントを用意させていただきました。

読者の方限定特典

1 岩崎真宏が語る**野菜の極意**（動画）

ダイエット編、美容編、健康編の３部作（長さはそれぞれ 15 分程度）となっており、皆さま全てご視聴いただけます。

2 特定のキーワードを入力いただいたお客様に限り、**飲む粉野菜（90粒入り）を初月半額の特別価格**（以降も１０％割引や送料無料の特典あり）**でご提供**いたします

キーワードや商品に関しての詳細は、友達追加後にトーク画面に届きますのでそちらをご確認ください。上記内容は予告なく変更・終了する場合がございます。予めご了承ください。

3 栄養や健康に関する**オンラインセミナー特別招待**のご案内

こちらは不定期開催になりますが、参加希望者を集め、読者の方限定のオンライン健康セミナーを開催します。その際、質疑応答の時間も設けますので、私に聞きたいことなどあればお気軽にお尋ねください。

4 最新！**栄養と健康のウソ！ホント！**

こちらも不定期にはなりますが、栄養や健康に関して世の中に出回ってしまっている誤った情報を正しくお伝えしたり、栄養学的な見地から正しい健康習慣を実現するための最新情報を、余すことなくお伝えしていこうと思っています。(皆さまの健康を思って配信していくので、通知がうるさすぎてもブロックはしないでいただけると嬉しいです。(笑)

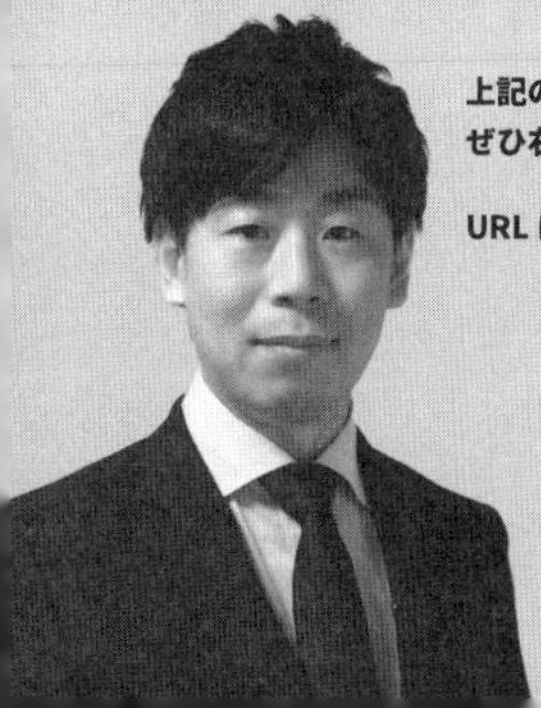

上記の１つでも興味がある、という方はぜひ右の QR コードから私を友達追加してください。

URL はこちら：https://lin.ee/zBKVl7dD

岩崎　真宏　いわさき　まさひろ

医学博士、管理栄養士、臨床検査技師
一般社団法人 日本栄養コンシェルジュ協会 代表理事
ベジタブルテック株式会社 共同創業者
一般社団法人 煎茶道黄檗売茶流　教授

医学研究者および病院管理栄養士として生活習慣病治療のための基礎・臨床研究を行い国内外での研究発表と受賞実績を持つ。北京五輪銀メダリストの朝原宣治氏を始め、医師、管理栄養士とともに一般社団法人日本栄養コンシェルジュ協会を設立し、栄養に関する指導者・教育者育成と活動支援を行う。栄養学からみた野菜の健康価値と野菜不足の社会課題のギャップ、廃棄野菜や食糧安全保障などの農業課題を解決するため、ヘルスケアと農業の循環型事業に取り組むベジタブルテック株式会社を創業。文化の面からも心身の健康と美意識を探求するため黄檗売茶流の煎茶道に精進中。好きな野菜は小松菜。大切にしている言葉は五穀豊穣。

一般社団法人　日本栄養コンシェルジュ協会

「栄養で人と未来を輝かせる」の理念のもと、職種を超え、施設、団体、企業、自治体との連携を図り、地域社会の健康維持増進やスポーツ、食育、高齢者生活、農業、観光の発展及び地域住民のより豊かな生活の促進を目指す団体。

「野菜は最強のインベスト《投》メント《資》である」

2023年3月22日　初版第1刷発行

著者　岩崎　真宏
発行者　津嶋　栄
発行　株式会社フローラル出版
〒163-0649
東京都新宿区西新宿1-25-1　新宿センタービル49F　+OURS内
TEL　03-4546-1633（代表）
TEL　03-6709-8382（代表窓口）
注文用FAX　03-6709-8873
メールアドレス　order@floralpublish.com
出版プロデュース　株式会社日本経営センター
出版マーケティング　株式会社BRC
企画プロデュース　佐藤優樹（AIP合同会社）
印刷・製本　株式会社ティーケー出版印刷

ISBN 978-4-910017-31-0　C1036